96 Recetas de Comidas y Jugos Para Prevenir Cálculos Renales:

Use La Nutrición Inteligente Para Reducir Las Chances de Tener Cálculos Renales

Por

Joe Correa CSN

DERECHOS DE AUTOR

Esta publicación está diseñada para proveer información precisa y autoritaria respecto al tema en cuestión. Es vendido con el entendimiento de que ni el autor ni el editor están envueltos en brindar consejo médico. Si éste fuese necesario, consultar con un doctor. Este libro es considerado una guía y no debería ser utilizado en ninguna forma perjudicial para su salud. Consulte con un médico antes de iniciar este plan nutricional para asegurarse que sea correcto para usted.

RECONOCIMIENTOS

Este libro está dedicado a mis amigos y familiares que han tenido una leve o grave enfermedad, para que puedan encontrar una solución y hacer los cambios necesarios en su vida.

96 Recetas de Comidas y Jugos Para Prevenir Cálculos Renales:

Use La Nutrición Inteligente Para Reducir Las Chances de Tener Cálculos Renales

Por

Joe Correa CSN

CONTENIDOS

ACERCA DEL AUTOR

Luego de años de investigación, honestamente creo en los efectos positivos que una nutrición apropiada puede tener en el cuerpo y la mente. Mi conocimiento y experiencia me han ayudado a vivir más saludablemente a lo largo de los años y los cuales he compartido con familia y amigos. Cuanto más sepa acerca de comer y beber saludable, más pronto querrá cambiar su vida y sus hábitos alimenticios.

La nutrición es una parte clave en el proceso de estar saludable y vivir más, así que empiece ahora. El primer paso es el más importante y el más significativo.

INTRODUCCION

96 Recetas de Comidas y Jugos Para Prevenir Cálculos Renales: Use La Nutrición Inteligente Para Reducir Las Chances de Tener Cálculos Renales

Por Joe Correa CSN

Cálculos renales son dolorosos y difíciles de eliminar pero tienen solución. Los cálculos renales pueden ser prevenidos mediante la ingesta de muchos fluidos.

Incluyendo bebidas cítricas en su dieta, usted incrementa los niveles de citrato en el cuerpo. El citrato ayuda bloqueando la formación de cálculos. Consumir poco calcio puede causar que los niveles de oxalato se incrementen y causen cálculos renales. Una dieta rica en calcio es beneficial, mientras que la vitamina D ayuda al cuerpo a absorber el calcio apropiadamente. Una dieta alta en proteínas incrementa el nivel de ácido úrico que puede promover la formación de cálculos renales. Una dieta alta en sal también debería ser evitada. Finalmente, alimentos altos en oxalatos y fosfatos como el chocolate, café y té, también deberían ser evitados.

Estas recetas de comidas y jugos son sumamente deliciosas y están repletas de nutrientes esenciales que nuestro cuerpo necesita para ayudar a prevenir la formación de cálculos renales, e incluso ayudar a deshacerlos. Comience hoy y decida cuál de estas recetas es su preferida.

96 RECETAS DE COMIDAS Y JUGOS PARA PREVENIR CÁLCULOS RENALES: USE LA NUTRICIÓN INTELIGENTE PARA REDUCIR LAS CHANCES DE TENER CÁLCULOS RENALES

COMIDAS

1.   Bok Choy Frito con Camarones

El bok choy contiene poderosos antioxidantes como las vitaminas C y A, y fitonutrientes como el sulforafano que mejoran significativamente la función renal. Sus fitonutrientes estimulan las enzimas desintoxicantes que ayudan a prevenir cánceres de próstata, mama y colon. Es rico en fibra dietaria, vitaminas B, B1, B5, B6 y folato.

Ingredientes:

- 1 taza Bok choy, en trozos
- 1 cucharada Cebolla, en trozos
- 1 cucharada Ajo, en trozos
- 1 cucharada Aceite de oliva
- ¼ taza Camarón, sin piel ni vainas

Preparación:

Saltear el ajo hasta que dore y la cebolla hasta que trasluzca a fuego medio. Añadir los camarones, cocinar hasta que doren y agregar el bok choy. Continuar cocinando hasta que el bok choy esté color verde oscuro. Servir.

Cantidades por porción:

Porciones: 1 • Tamaño de porción: 103 g

Calorías 146

Grasas totales 14.2g, Colesterol 0mg

Sodio 47mg, potasio 225mg

Carbohidratos totales 5.2g, azúcares 1.3g

Proteínas 1.7g

Vitamina A 63% • Vitamina C 58% • Calcio 9% • Hierro 4%

2.   Fajitas de Pollo con Pimiento Rojo y Amarillo

Los pimientos contienen altas cantidades de vitamina A y C, y son muy bajos en potasio, haciendo de este vegetal muy amigable para el riñón. Lo mejor de todo es que incrementan el apetito por su capacidad de estimular la secreción de saliva y jugos gástricos.

Ingredientes:

- 200g. Tiras de pollo
- 1 cucharada Cebolla, en trozos
- 1/4 taza Pimiento amarillo, picado
- ¼ taza Pimiento rojo, picado
- 2 cucharadita Aceite de oliva
- 1 Paquete de fajitas
- 1 cucharada Crema agria
- ½ cucharadita Pimentón dulce

Preparación:

En una sartén a fuego medio, saltear la cebolla en aceite de oliva hasta que trasluzca. Añadir las tiras de pollo y continuar cocinando hasta que estén cocidas, unos 2-3 minutos. Agregar los pimientos y cocinar hasta que ablanden levemente. Sazonar con pimentón dulce y remover del fuego.

En otro tazón, transferir la mezcla de pollo y añadir la crema agria. Verter sobre fajitas y servir.

Cantidades por porción:

Porciones: 1 • Tamaño de porción: 278 g

Calorías 446

Grasas totales 18.3g, Colesterol 187mg

Sodio 266mg, potasio 637mg

Carbohidratos totales 4.2g, azúcares 2.4g

Proteínas 65.3g

Vitamina A 33% • Vitamina C 99% • Calcio 5% • Hierro 16%

3.   Batido de Cantalupo, Pepino y Mango

El cantalupo es rico en antioxidantes, vitaminas A y C, que estimulan las células blancas para contrarrestar el debilitamiento del sistema inmune causado por la enfermedad renal. También mejora la anemia, controla la diabetes y aliviana la artritis.

Ingredientes:

- 1 taza Cantalupo, en trozos
- ½ taza Pepino, en trozos
- ¾ taza Mango, en trozos
- 1 taza Yogurt entero bajo en grasas

Preparación:

Mezclar todos los ingredientes en una licuadora. Pulsar y transferir a vasos enfriados previamente.

Cantidades por porción:

Porciones: 2 • Tamaño de porción: 277 g

Calorías 118

Grasas totales 1.7g, Colesterol m7g

Sodio 99mg, potasio 533mg

Carbohidratos totales 15.9g, azúcares 15.2g

Proteínas 7.8g

Vitamina A 55% • Vitamina C 51% • Calcio 24% • Hierro 2%

4. Sopa de Pollo y Papaya

La papaya es una central de nutrientes y vitaminas variados. Es rica en antioxidantes, fitoquímicos, vitaminas A, C, complejo B, y folatos. Es baja en sodio, alta en potasio y rica en enzimas digestivas.

Ingredientes:

- 2 tazas Papaya verde, en rodajas finas
- 200 g Pollo molido
- 4 tazas Caldo de pollo
- 1 cucharada Cebolla
- 1 cucharadita Jengibre, picado

Preparación:

En una olla a fuego medio, saltear la cebolla hasta que trasluzca. Añadir el jengibre y el pollo molido. Cocinar hasta que el jengibre esté color amarillo oscuro y el pollo levemente cocido, unos 2 minutos. Agregar el caldo de pollo y la papaya. Cocinar por 5 minutos, o hasta que la papaya esté blanda.

Cantidades por porción:

Porciones: 6 • Tamaño de porción: 242g

Calorías 110

Grasas totales 3.5 g, Colesterol 30mg

Sodio 542mg, potasio 309mg

Carbohidratos totales 6.0g, azúcares 4.3g

Proteínas 13.1g

Vitamina A 10% • Vitamina C 49% • Calcio 2% • Hierro 5%

5.   Banana Horneada

Una dieta alta en calcio, baja en potasio y baja en magnesio puede causar que el calcio contribuya en la formación de cálculos renales. Las bananas contienen muy poco calcio y altos niveles de magnesio y potasio.

Ingredientes:

- 2 Bananas, en trozos de 3/4 pulgada
- 1 Clara de huevo
- 1/3 taza Pan rallado
- ¾ taza Miel
- Aceite de oliva para engrasar

Preparación:

Precalentar el horno a 350°.

Combinar el pan rallado, miel y clara de huevo en un tazón. Batir hasta que esté bien incorporado. Remojar cada rodaja de banana en la mezcla. Llevar a una fuente engrasada y hornear por 10 minutos, o hasta que ennegrezcan.

Cantidades por porción:

Porciones: 3 • Tamaño de porción: 102   g

Calorías 123

Grasas totales 0.9g, Colesterol 0mg

Sodio 100mg, potasio 323mg

Carbohidratos totales 26.7 g, azúcares 10.4g

Proteínas 3.7g

Vitamina A 1% • Vitamina C 11% • Calcio 3% • Hierro 4%

6. Verdes de Jardín Mixtos con Vinagreta de Sidra de Manzana

El vinagre de sidra de manzana es una forma conocida efectiva para eliminar los cálculos renales por su alto nivel de acidez, que rompe los tejidos duros que forman los cálculos renales. Así, los cálculos pasan fácilmente a través de la orina.

Ingredientes:

- 1/4 taza Vinagre de sidra de manzana
- ¼ cup. Miel
- 1 taza Aceite de oliva
- 4 tazas Lechuga romana
- ½ taza Queso feta

Preparación:

En un tazón mediano, combinar el vinagre de sidra de manzana, miel y aceite de oliva. Revolver y luego añadir todos los ingredientes restantes.

Cantidades por porción:

Porciones: 4 • Tamaño de porción: 143 g

Calorías 492

Grasas totales 54.5g, Colesterol 17mg

Sodio 213mg, potasio 100mg

Carbohidratos totales 2.6g, azúcares 1.4g

Proteínas 2.9g

Vitamina A 2% • Vitamina C 4 % • Calcio 9% • Hierro 9%

7.   Sorbete de Limón, Pepino y Albahaca

El jugo de lima sube los niveles de acidez, citrato y potasio, mientras que incrementa la liberación de orina sin incrementar el contenido de calcio, y por lo tanto previene la formación de cristales de calcio que pueden desarrollarse en cálculos renales.

Ingredientes:

- 4 Albahaca fresca
- ¼ taza Jugo de lima
- 1 Pepino, en trozos
- ½ taza Miel
- 1 taza Agua

Preparación:

Procesar el pepino. Añadir la albahaca y jugo de lima. Pulsar hasta obtener un puré, junto con media taza de agua. Agregar la miel y el agua restante. Dejar en el refrigerador por 20 minutos, o hasta que esté levemente congelado. Procesar nuevamente hasta que el cristal de hielo esté fino. Refrigerar nuevamente hasta consumir.

Cantidades por porción:

Porciones: 2 • Tamaño de porción: 269g.

Calorías 23

Grasas totales 0.2g, Colesterol 0mg

Sodio 7mg, potasio 222mg

Carbohidratos totales 5.5g, azúcares 2.5g

Proteínas 1.0g

Vitamina A 3% • Vitamina C 7% • Calcio 3% • Hierro 2%

8.   Sándwich de Diente de León con Queso Grillado

Los dientes de león contienen dosis altas de hierro, zinc, magnesio, fosfato y vitaminas A, C, D y complejo B. La raíz del diente de león ayuda con la función del hígado y vesícula biliar. Sus hojas, por otro lado, tienen un efecto diurético que ayuda a eliminar productos de desecho.

Ingredientes:

- ½ taza Queso mozzarella
- 1 cucharadita Aceite de oliva
- Cebolla
- 2 rebanadas de pan integral
- ¼ taza Hojas de diente de león, en trozos

Preparación:

En una sartén a fuego medio, calentar el aceite de oliva y poner el pan con el queso encima. Hacer capas con las cebollas y las hojas de diente de león. Bajar el fuego al mínimo, tapar el sándwich y cocinar hasta que el queso se derrita. Rotar el sándwich y cocinar hasta que el pan ennegrezca. Transferir a un plato y servir.

Cantidades por porción:

Porciones: 2 • Tamaño de porción: 109 g

Calorías 120

Grasas totales 3.2 g, Colesterol 6mg

Sodio 184mg, potasio 150mg

Carbohidratos totales 16.9g, azúcares 3.9g

Proteínas 6.2g

Vitamina A 1% • Vitamina C 6% • Calcio 5% • Hierro 4%

9. Sopa de Pollo y Cola de Caballo con Hojas de Cebolla

La cola de caballo es muy rica en silicona, y contiene numerosas vitaminas y minerales como el potasio, manganeso, magnesio y minerales. Es utilizado como un diurético y astringente. Se prescribe para el tratamiento de desórdenes del riñón y la vesícula.

Ingredientes:

- ¾ taza Tiros de cola de caballo (strobili), en trozos
- 3 tazas Caldo vegetal
- 200 g. Pollo rallado
- 1 cucharada Cebolla
- 1/8 cucharadita Pimienta
- 1 cucharada Aceite de oliva

Preparación:

Saltear la cebolla en aceite de oliva a fuego medio. Añadir el pollo rallado, y cocinar por 1 o 2 minutos. Verter el caldo vegetal y los tiros de cola de caballo. Bajar el fuego y cocinar por 4-5 minutos, o hasta que estén blandos.

Cantidades por porción:

Porciones: 4 • Tamaño de porción: 236 g

Calorías 135

Grasas totales 6.0 g, Colesterol 39mg

Sodio 604mg, potasio 253mg

Carbohidratos totales 1.0g, sugars0.6 g

Protein18.2 g

Vitamina A 0% • Vitamina C 0% • Calcio 1% • Hierro 5%

10.   Pan Pita con Albahaca, Pollo, Tomate y Queso

La albahaca es un desintoxicante y diurético que ayuda en la eliminación de cálculos renales. Reduce los niveles de ácido úrico en la sangre y limpia los riñones. Contiene ácido acético y otros aceites esenciales que ayudan a romper los cálculos. Su propiedad anti inflamatoria también ayuda a reducir el dolor causado por los cálculos.

Ingredientes:

- 2 piezas de bolsillos pita

- 1 Tomate grande, en rodajas finas

- 100g. Sobras de pollo, rallado

- 1 cucharada Albahaca fresca

- 80 g. Queso feta, en cubos

- 1 cucharada Aceite de oliva

Preparación:

Mezclar todos los ingredientes en un tazón y rellenar los panes pita. Tostar el pan y disfrutar.

Cantidades por porción:

Porciones: 2 • Tamaño de porción: 190 g

Calorías 258

Grasas totales 17.2g, Colesterol 74mg

Sodio 482mg, potasio 338mg

Carbohidratos totales 5.2g, azúcares 4.0g

Proteínas 21.0g

Vitamina A 20% • Vitamina C 21% • Calcio 22% • Hierro 6%

11. Sándwich Ensalada de Pollo y Huevo

El apio ayuda a limpiar las toxinas que forman cálculos renales. También actúa como un diurético, que ayuda a desechar los cálculos.

Ingredientes:

- ½ taza Apio, picado

- ½ taza Sobras de pollo, rallado

- 1 hoja de lechuga romana, por la mitad

- ½ cucharadas Cebolla, picada

- 1 Huevo hervido

- 2 rebanadas de pan de trigo

- 2 cucharadas Mayonesa

- Una pizca de Pimienta

Preparación:

Hervir los huevos por 8 minutos. Pelar y aplastar una vez fríos.

En un tazón pequeño, combinar el apio, sobras de pollo, cebolla, huevo y mayonesa. Mezclar hasta que estén bien incorporados. Poner la hoja de lechuga sobre una rebanada de pan. Esparcir la mezcla de pollo con huevo encima de la lechuga y cubrir con la otra rebanada.

Cantidades por porción:

Porciones: 2 • Tamaño de porción: 95   g

Calorías 163

Grasas totales 8.1g, Colesterol 86mg

Sodio 288mg, potasio 174mg

Carbohidratos totales 16.3g, azúcares 3.1g

Proteínas 6.7g

Vitamina A 5% • Vitamina C 2% • Calcio 5% • Hierro 7%

12.   Arroz Negro Frito con Hojas de Ortiga

La hoja de ortiga es un diurético natural que ayuda a mantener el flujo constante de agua a través de los riñones y la vejiga. Mejora los beneficios del agua en la remoción de cálculos renales.

Ingredientes:

- 1 taza Hoja de ortiga

- ½ taza Carne molida

- 1 taza Arroz negro, remojado por la noche en agua (2:1 relación agua y arroz)

- 2 cucharadas Ajo

- 2. Cebolla de verdeo, en rodajas finas

- 1 cucharada Polvo de ajo

- 1 Aceite de oliva

Preparación:

Hervir las hojas de ortiga y colarlas.

En una sartén a fuego medio, saltear la cebolla y el ajo en aceite de oliva. Cocinar hasta que la cebolla trasluzca. Añadir la carne molida y cocinar por 2 minutos más.

Agregar el arroz colado, hojas de ortiga y polvo de ajo. Verter 3 tazas de agua, bajar el fuego y tapar. Cocinar por 25 minutos y servir caliente

Cantidades por porción:

Porciones: 2 • Tamaño de porción: 123 g

Calorías 375

Grasas totales 2.6g, Colesterol 0mg

Sodio 9mg, potasio 376mg

Carbohidratos totales 79.3g, azúcares 1.4g

Proteínas 8.6g

Vitamina A 3% • Vitamina C 10% • Calcio 6% • Hierro

13.   Ensalada de Granada

La granada es rica en fitoquímicos que protegen contra enfermedades cardíacas, y tiene propiedades anti inflamatorias y anti cancerígenas. El jugo y las semillas ayudan a prevenir los cálculos renales. Eliminan las toxinas del cuerpo y reducen los niveles de acidez en la orina.

Ingredientes:

- 2 tazas Lechuga romana
- 4 cucharadas Jugo de granada
- 4 cucharadas Aceite de oliva extra virgen
- 2 cucharadas Vinagre de vino
- Semillas de 1/2 granada
- 1 cucharada Miel

Preparación:

Batir todos los ingredientes juntos en un tazón, excepto los verdes. Verter la mezcla sobre la lechuga romana. Transferir a un plato y servir.

Cantidades por porción:

Porciones: 2 • Tamaño de porción: 224 g

Calorías 303

Grasas totales 28.1g, Colesterol 0mg

Sodio 205mg, potasio 158mg

Carbohidratos totales 33.9g, sugars14.2 g

Proteínas 0.3g

Vitamina A0 % • Vitamina C 8% • Calcio 0% • Hierro 9%

14.   Ensalada de Camarones y Vinagreta

Los vegetales de hoja verde contienen una alta cantidad de magnesio. El magnesio ayuda a prevenir que el calcio se combine con el oxalato. Esto inhibe la formación de cristales, y por lo tanto reduce el riesgo de formar cálculos renales.

Ingredientes:

- 3 tazas Paquete de verdes mixtos
- 1/2 taza Camarón, sin piel ni vainas

Aderezo:

- 10 Hojas de albahaca fresca, en trozos finos
- 4 cucharadas Aceite de oliva
- 2 cucharadas Agua caliente
- 1 1/2 cucharadas Vinagre de sidra de manzana
- Una pizca de Pimienta

Preparación:

Pelar y quitar la vaina de los camarones. Sazonar con pimienta y luego hervirlos al vapor hasta que estén color naranja. Combinar con los verdes en un tazón mediano y dejar a un lado.

En un tazón pequeño, combinar todos los ingredientes del aderezo. Verter sobre la ensalada y servir.

Cantidades por porción:

Porciones: 3 • Tamaño de porción: 214 g

Calorías 279

Grasas totales 19.0g, Colesterol 0mg

Sodio 64mg, potasio 313mg

Carbohidratos totales 23.9g, azúcares 5.7 g

Proteínas 5.3g

Vitamina A 157% • Vitamina C 10% • Calcio 5% • Hierro 9%

15.   Ensalada de Damasco con Crotones

Los damascos contienen una alta cantidad de potasio, que ha sido probado en ayudar a reducir las chances de formar cálculos renales.

Ingredientes:

- 2 damascos, sin carozo
- 1 cabeza mediana de lechuga romana
- 2 cucharadas Vinagre de vino blanco
- ½ taza Miel
- 1 cucharada Albahaca fresca
- 1/4 taza Aceite vegetal
- ½ taza Crotones

Preparación:

En un tazón pequeño, combinar el vinagre de vino blanco, miel y aceite vegetal. Revolver y verter sobre un tazón conteniendo la lechuga. Añadir los damascos, albahaca y un puñado de crotones. Mezclar y servir.

Cantidades por porción:

Porciones: 2 • Tamaño de porción: 221 g

Calorías 73

Grasas totales 1.0g, Colesterol 0mg

Sodio 62mg, potasio 343mg

Carbohidratos totales 14.4g, azúcares 4.8 g

Proteínas 2.1g

Vitamina A 15% • Vitamina C 2% • Calcio 2% • Hierro 27%

16.   Torta de Gasa Naranja

La naranja incrementa la cantidad de citrato en la orina, que al parecer reduce los niveles de calcio en la misma, y así reduce la formación de cristales o cálculos renales.

Ingredientes:

- 4 huevos
- ½ taza Miel
- 3/4 taza harina
- 2 cucharadas Jugo de naranja
- 1/2 cucharadita extracto de naranja

Preparación:

Precalentar el horno a 350°.

En un tazón mediano, batir los huevos y añadir la miel. Agregar la harina revolviendo hasta obtener una consistencia homogénea. Verter la masa en una fuente engrasada y hornear por 1 hora. Quitar del molde y dejar enfriar.

17.   Ensalada de Uva Endulzada

Las uvas son ricas en antioxidantes, que protegen el cuerpo contra el estrés oxidativo y neutralizan los radicales libres. Son efectivas para limpiar el hígado y los riñones, excretando el ácido úrico en la orina.

Ingredientes:

- 1 taza Uvas rojas, sin semillas
- 1 taza Uvas verdes, sin semillas
- 1 taza Crema agria
- 1 taza Queso crema
- ½ taza Leche condensada
- ½ taza Miel
- 1 cucharadita Extracto de vainilla

Preparación:

Mezclar todos los ingredientes en un tazón mediano. Servir frío.

Cantidades por porción:

Porciones: 4 • Tamaño de porción: 201 g

Calorías 482

Grasas totales 35.8g, Colesterol 102mg

Sodio 252mg, potasio 383mg

Carbohidratos totales 32.8g, azúcares 28.6g

Proteínas 9.5g

Vitamina A 26% • Vitamina C 6% • Calcio 23% • Hierro 5%

18. Sopa de Sandía

La sandía es un diurético que posee 95% de agua. Es de ayuda para eliminar cálculos renales muy pequeños. También es una fuente rica de potasio, un mineral que tiene la capacidad de disolver los cálculos. Las sandías también son altas en licopeno y óxido nítrico, que son elementos importantes para mantener la salud del riñón. Sus semillas negras son de ayuda para limpiar los riñones.

Ingredientes:

- 6 tazas Sandía, sin piel y en cubos
- 3 onzas Jugo de lima
- 3 cucharadas Miel
- 1 cucharada Menta fresca
- 3 onzas Vino blanco
- 2 cucharadas Jengibre, picado
- 1 cucharadita Cilantro

Preparación:

Combinar todos los ingredientes y procesar hasta obtener una mezcla homogénea. Dejar enfriar por 4 horas.

Cantidades por porción:

Porciones: 4 • Tamaño de porción: 290g

Calorías 149

Grasas totales 0.5g, Colesterol 0mg

Sodio 6mg, potasio 351mg

Carbohidratos totales 34.5g, azúcares 27.6g

Proteínas 1.8g

Vitamina A 28% • Vitamina C 42% • Calcio 3% • Iron7 %

19. Torta de Manzana

La manzana contiene citrato, un compuesto que inhibe el desarrollo de piedras carbonadas y oxalato de calcio. Es una buena fuente de fibra y vitamina C, que son esenciales para combatir infecciones.

Ingredientes:

- 1 1/2 taza Harina
- 1/2 taza Miel
- ½ cucharadita bicarbonato de sodio
- ¼ cucharadita Canela
- 3 huevos, batidos
- ½ taza Aceite vegetal
- 1 cucharadita Extracto de vainilla
- 2 tazas Manzanas, picadas
- 1/4 taza jugo de manzana

Preparación:

Precalentar el horno a 350°.

Para hacer la torta, combinar la harina, miel, huevos, jugo de manzana, aceite y canela en un tazón grande. Añadir la manzana y mezclar bien. Verter en una fuente engrasada de 9x13 y hornear por 45 minutos. Dejar enfriar por 25 minutos.

Cantidades por porción:

Porciones: 5 • Tamaño de porción: 143 g

Calorías 398

Grasas totales 24.9g, Colesterol 98mg

Sodio 164mg, potasio m139g

Carbohidratos totales 36.5g, azúcares 6.3g

Proteínas 7.3g

Vitamina A 3% • Vitamina C 14% • Calcio 2% • Hierro 14%

20.   Batido de Melón

Las limas son altas en vitamina C, que combate las infecciones e impulsa el sistema inmune. Poseen grandes cantidades de antioxidantes y tienen propiedades anti bióticas y anti cancerígenas. Contienen flavonoides que detienen efectivamente la división celular cancerígena.

Ingredientes:

- 5 Cubos de hielo
- ½ Lima, sin piel
- 2 cucharadas Miel
- 2 tazas Limón dulce, en cubos
- 1 Hoja de menta

Preparación:

Licuar todos los ingredientes juntos, transferir a un vaso enfriado previamente y cubrir con una hoja de menta.

Cantidades por porción:

Porciones: 1 • Tamaño de porción: 354 g

Calorías 234

Grasas totales 0.6g, Colesterol 0mg

Sodio 52mg, potasio 855mg

Carbohidratos totales 60.1g, azúcares 59.0g

Protein2.8 g

Vitamina A 211% • Vitamina C 191% • Calcio 3% • Hierro 5%

21.   Ensalada de Jardín con Aderezo de Pomelo y Palta

Las paltas son una excelente fuente de potasio, que ayuda a disminuir el calcio excretado en la orina y reduce el riesgo de formar cálculos renales.

Ingredientes:

- 4 tazas Paquete de verdes mixtos
- 1 taza Pomelo
- 1 Palta, sin piel, sin carozo y en rodajas
- ½ taza Aceite de oliva

Preparación:

En una procesadora, combinar el pomelo, palta y aceite de oliva. Pulsar bien y dejar a un lado.

Poner los verdes en un tazón y cubrir con el aderezo de pomelo y palta.

Cantidades por porción:

Porciones: 5 • Tamaño de porción: 253 g

Calorías 364

Grasas totales 28.3g, Colesterol 0mg

Sodio 53mg, potasio 505mg

Carbohidratos totales 26.2g, azúcares 8.0 g

Proteínas 5.2g

Vitamina A 134% • Vitamina C 41% • Calcio 5% • Hierro 8%

22.   Omelette de Repollo

El repollo contiene altas cantidades de vitamina C, que mejora la resistencia del cuerpo a las infecciones e inflamación. Es capaz de ayudar a prevenir la constipación, que es una complicación común en pacientes con enfermedad renal. También es bajo en sodio, que previene la retención de agua y facilita la excreción de cálculos renales a través de la orina.

Ingredientes:

- ¼ taza Repollo

- ¼ taza Queso cheddar, rallado

- 1 cucharada Leche

- 1 cucharada Cebolla

- 2 huevos

- 1 cucharada Aceite de oliva para cocinar

Preparación:

Batir el huevo hasta obtener una mezcla suave. Añadir lentamente la leche y batir nuevamente. Agregar los ingredientes restantes.

En una sartén antiadherente a fuego medio, calentar el aceite y verter lentamente la mezcla de huevo, esparciéndola bien. Cocinar hasta que el huevo esté firme, unos 2 minutos. Doblar el Omelette por la mitad y servir.

Cantidades por porción:

Porciones: 1 • Tamaño de porción: 174 g

Calorías 376

Grasas totales 32.5g, Colesterol 358mg

Sodio 309mg, potasio 199mg

Carbohidratos totales 3.7g, azúcares 2.5g

Proteínas 18.9g

Vitamina A 15% • Vitamina C 12% • Calcio 28% • Hierro 11%

23. Coliflor Frito

El coliflor es una buena fuente de vitaminas C y K, que ayudan a promover huesos más fuertes y mantener la estructura esquelética saludable. Tiene propiedades anti inflamatorias, antioxidantes, anti coagulantes y calcificadoras. También tiene una propiedad desintoxicante que ayuda a promover la absorción apropiada de nutrientes y la remoción de desechos de toxinas del cuerpo.

Ingredientes:

- 2 tazas Coliflor
- 150 g. Pollo molido
- 1 cucharada Cebolla
- 1 cucharada Zanahoria
- ½ cucharadita Cardamomo
- 1/8 cucharadita Pimienta
- 1 cucharada Aceite de oliva

Preparación:

Calentar el aceite de oliva a fuego medio y saltear la cebolla hasta que trasluzca, y el ajo hasta que ennegrezca. Añadir el pollo, revolver, y cocinar hasta que esté dorado. Agregar la zanahoria y continuar cocinando hasta que ablande. Añadir la coliflor y cardamomo. Cocinar a fuego muy bajo para mantener los nutrientes.

Cantidades por porción:

Porciones: 1 • Tamaño de porción: 368   g

Calorías 275

Grasas totales 5.6g, Colesterol 110mg

Sodio 151mg, potasio 1289mg

Carbohidratos totales 13.1g, sugars5.6 g

Proteínas 50.5g

Vitamina A 24% • Vitamina C 157% • Calcio 6% • Hierro 16%

24.   Sopa de Cebolla con Ramas de Perejil

La cebolla es un remedio casero potente y efectivo, utilizado para disolver cálculos renales. Tiene propiedades anti sépticas, diuréticas y anti inflamatorias. También limpia el cuerpo de la toxicidad y ayuda con las infecciones urinarias.

Ingredientes:

- 1 Cebolla entera
- 1 taza Pollo, rallado
- 1 cucharada Ramas de perejil
- 1 taza Cebolla verde, en trozos
- 1/8 cucharadita Pimienta
- 1 Huevo

Preparación:

Hervir la cebolla entera en 1 litro de agua. Añadir el pollo y cocinar por 5-7 minutos, hasta que esté completamente cocido. Agregar la cebolla verde, perejil, pimienta y huevo. Revolver y remover del fuego.

Cantidades por porción:

Porciones: 1 • Tamaño de porción: 398 g

Calorías 352

Grasas totales 9.0g, Colesterol 271mg

Sodio 172mg, potasio 782mg

Carbohidratos totales 18.4g, azúcares 7.4g

Proteínas 49.3g

Vitamina A 31% • Vitamina C 53% • Calcio 15% • Hierro 23%

25.   Quesadillas de Pollo con Alioli de Ajo

El ajo es considerado un antibiótico natural, utilizado para tratar una amplia variedad de infecciones. Ayuda a eliminar toxinas, mejora la circulación de la sangre y la limpia, lo cual es importante para pacientes con enfermedades renales.

Ingredientes:

- 3 ajos medianos
- 1 cucharada Aceite de oliva extra virgen
- 1/8 cucharadita Albahaca
- 1 taza Mayonesa
- ¼ taza Jugo de limón
- 2 cucharadas Queso mozzarella, rallado
- ½ cucharadas Mostaza
- 1/8 cucharadita Pimienta cayena
- 1/8 cucharadita Perejil
- 1 cucharada Aceite de oliva
- 2 Tortillas de trigo

Preparación:

Precalentar el horno a 425°.

Para asar el ajo, tomar una cabeza de ajo entera y cortar la parte superior para exponer los dientes. Envolver en papel aluminio rociado con aceite de oliva, albahaca y pimienta. Hornear por 35 a 45 minutos. Remover y dejar enfriar. Aplastar la pulpa para removerla de la piel.

En una procesadora, combinar el ajo asado, jugo de limón, mayonesa, mostaza, pimienta y cayena. Pulsar hasta que esté bien combinado. Decorar con perejil y refrigerar.

Hacer una capa de queso mozzarella sobre una tortilla, seguida del alioli. Cubrir con la otra tortilla y llevar al microondas por 1 minuto.

Cantidades por porción:

Porciones: 3 • Tamaño de porción: 172 g

Calorías 413

Grasas totales 34.9g, Colesterol 30mg

Sodio 674mg, potasio 47mg

Carbohidratos totales 20.5g, azúcares 5.6 g

Proteínas 6.7g

Vitamina A4 % • Vitamina C 16% • Calcio 4% • Hierro 2%

26.   Ensalada de Pollo con Cerezas

Las cerezas son ricas en potasio, antioxidantes y antocianinas, químicos que previenen que el ácido úrico forme cristales. El potasio en la cereza hace que la orina sea más alcalina.

Ingredientes:

- 1 lechuga romana mediana
- 1 taza Sobras de pollo, rallado
- ¾ taza Cerezas
- ½ taza Mostaza
- 1 taza Mayonesa
- 1 cucharada Miel

Preparación:

Para hacer el aderezo, combinar la mostaza, mayonesa y miel en un tazón mediano.

En otro tazón, combinar la lechuga, pollo y cerezas. Verter el aderezo encima y servir.

Cantidades por porción:

Porciones: 3 • Tamaño de porción: 266 g

Calorías 536

Grasas totales 35.4g, Colesterol 56mg

Sodio 594mg, potasio 430mg

Carbohidratos totales 37.0g, azúcares 13.6g

Proteínas 21.3g

Vitamina A 4% • Vitamina C 16% • Calcio 16% • Hierro 34%

27.   Torta de Naranja y Arándanos Agrios

Los arándanos agrios son conocidos por prevenir infecciones del tracto urinario, y por ello son beneficiosos para prevenir la formación de cálculos de estruvita. Este tipo de piedras está formada por amonio, fosfato y magnesio, lo cual solo ocurre en presencia de una infección del tracto urinario. El jugo de arándanos contiene polifenoles, que tienen propiedades anti bacteriales y anti virales. También tiene una propiedad antioxidante que protege contra el envejecimiento. Como contiene niveles altos de acidez, bloquea a las bacterias evitando que se adosen a las paredes renales. El arándano es también rico en vitamina C, que fortalece el sistema inmune.

Ingredientes:

- 1 taza Arándanos agrios
- 1 cucharada ralladura de naranja
- ¼ taza Jugo de naranja
- 2 tazas Harina
- 1 ½ taza Aceite de oliva
- ½ taza Miel
- 4 huevos
- 2 cucharadas agua

- 1 cucharadita Extracto de vainilla
- 1 cucharadita Canela

Preparación:

Precalentar el horno a 350°.

En un tazón, combinar los arándanos, jugo de naranja, ralladura de naranja, canela, extracto de vainilla, miel y aceite de oliva, y batir con una batidora eléctrica hasta obtener una mezcla cremosa. Añadir la harina y 1 huevo, y batir nuevamente. Continuar agregando harina y 1 huevo por vez, hasta obtener una consistencia homogénea. Verter la mezcla en una fuente rectangular engrasada, y hornear por 50 a 60 minutos.

Cantidades por porción:

Porciones: 12 • Tamaño de porción: 85 g

Calorías 333

Grasas totales 27.4g, Colesterol 123mg

Sodio 204mg, potasio 78mg

Carbohidratos totales 17.7g, azúcares 1.0g

Proteínas 4.3g

Vitamina A 18% • Vitamina C 12% • Calcio 2% • Hierro 8%

28.   Batido de Coco y Ananá

El coco contiene altas cantidades de potasio, que ayuda a disolver cálculos renales. También juega un rol importante en la alcalinización de la orina, previniendo la formación de cálculos.

Ingredientes:

- 1 tazas Agua de coco
- 1 taza Ananá, en trozos
- 3 tazas Pulpa de coco, rallada
- 6 cubos de hielo

Preparación:

Combinar todos los ingredientes en una licuadora. Pulsar y servir.

Cantidades por porción:

Porciones: 6 • Tamaño de porción: 108 g

Calorías 247

Grasas totales 22.9 g, Colesterol 0mg

Sodio 14mg, potasio 278mg

Carbohidratos totales 11.9g, azúcares 6.5g

Proteínas 2.4g

Vitamina A 0% • Vitamina C 28% • Calcio 1% • Hierro 35%

29.   Risotto Perlado de Cebada

La cebada previene la formación de cálculos renales. Limpia el riñón excretando desechos tóxicos a través de la orina. También es rica en fibra dietaria requerida para reducir la excreción de calcio.

Ingredientes:

- 1 ½ taza Cebada, remojada por la noche (1:2 relación cebada y agua)
- 1 cucharada Ajo
- 3 tazas Caldo de pollo
- 2 cucharadas Cebolla
- 2 cucharadita Aceite de oliva
- 2 cucharadas Queso parmesano, rallado
- ½ taza Sobras de pollo, rallado
- ½ taza Zanahorias, picadas
- ½ taza maíz

Preparación:

Saltear la cebolla a fuego medio hasta que trasluzca. Añadir el pollo, zanahorias, maíz y caldo de pollo. Calentar junto con la hoja de eneldo hasta que hierva. Agregar el ajo y la cebada. Bajar el fuego al mínimo y cocinad por 45 a 50 minutos. Cubrir con queso parmesano, decorar con perejil y servir caliente.

Cantidades por porción:

Porciones: 5 • Tamaño de porción: 236 g

Calorías 236

Grasas totales 3.2g, Colesterol 4mg

Sodio 484mg, potasio 342mg

Carbohidratos totales 46.0g, azúcares 2.1g

Proteínas 8.0g

Vitamina A 38% • Vitamina C 4% • Calcio 4% • Hierro 14%

30.   Sopa Cremosa de Frijoles Rojos

Los frijoles son una fuente excelente de folato, fibra dietaria, cobre y molibdeno. También son una buena fuente de manganeso, fósforo, proteínas, vitamina B1, hierro y potasio. Normalizan la orina e incrementan la cantidad de la misma. Ayudan a tratar infecciones del tracto urinario.

Ingredientes:

- 1 cucharada aceite de oliva
- 2 cucharadas Ajo, picado
- 2 cucharadas Cebolla, en cubos
- 2 (1 libra) latas de frijoles rojos
- 1 cucharadita Polvo de ajo
- ¼ cucharadita Pimienta negra molida
- ½ taza Pimiento verde, picado
- 2 1/2 tazas Caldo de pollo
- 1 cucharada Cilantro

Preparación:

Calentar el aceite de oliva a fuego medio/alto en una sartén grande, y saltear el ajo y la cebolla. Añadir los frijoles, polvo de ajo, pimiento y pimienta. Verter el caldo de pollo, reducir el fuego y hervir por 1 ½ a 2 horas, hasta que los frijoles estén blandos y la consistencia sea cremosa.

Cantidades por porción:

Porciones: 8 • Tamaño de porción: 202 g

Calorías 408

Grasas totales 3.2g, Colesterol 0mg

Sodio 253mg, potasio 1575mg

Carbohidratos totales 71.3g, azúcares 3.1g

Proteínas 26.1g

Vitamina A 4%• Vitamina C 22%• Calcio 10%• Hierro 43%

31.   Batido de Uva Ursi

La uva ursi es comúnmente referida como baya de oso, porque estos disfrutan comiéndola. Es usada para tratar cálculos renales y otras condiciones de la vejiga. Contiene un componente natural, arbutina, que tiene efecto diurético que ayuda a incrementar las ganas de orinar. Al pasar por el riñón, limpia los organismos dañinos. Su propiedad astringente reduce la irritación y promueve la excreción de desechos tóxicos. Su propiedad anti lítica previene que el riñón forme cristales.

Ingredientes:

- ½ cucharadita Hojas de uva ursi

- 1 Banana

- ½ taza Miel

- 1 cucharadita Extracto de vainilla

- 1 taza Yogurt natural

Preparación:

Hervir las hojas de uva ursi en 1 taza de agua por 20 minutos. Dejar enfriar.

Transferir a una licuadora y añadir los otros ingredientes. Batir y servir frío.

Cantidades por porción:

Porciones: 2 • Tamaño de porción: 182 g

Calorías 140

Grasas totales 1.7g, Colesterol 7mg

Sodio 86mg, potasio 498mg

Carbohidratos totales 22.1g, azúcares 15.8g

Protein7.6 g

Vitamina A 2% • Vitamina C 10% • Calcio 23 % • Hierro 1%

32.   Uvas Verdes y Rojas

Las uvas contienen altas cantidades de vitamina B6, K, C, tiamina y resveratrol, que tiene propiedades anti edad, anti cancerígenas, anti virales y anti inflamatorias. También contiene antocianina, que reduce el riesgo de enfermedad cardíaca.

Ingredientes:

* ¾ taza Uvas verdes y rojas

* 1/3 taza Vinagre de vino blanco

* 1 cucharada Orégano fresco

* 1 cucharadita Ajo, aplastado

* 1 taza Aceite de oliva

Preparación:

Combinar todos los ingredientes en una licuadora hasta obtener una mezcla homogénea. Dejar enfriar en la nevera.

Verter el aderezo sobre los verdes mixtos.

Cantidades por porción:

Porciones: 3 • Tamaño de porción: 124 g

Calorías 603

Grasas totales 67.4g, Colesterol 0mg

Sodio 2mg, potasio 92mg

Carbohidratos totales 5.5g, azúcares 3.9g

Protein0.4 g

Vitamina A 3% • Vitamina C 3% • Calcio 3% • Hierro 5%

33.   Sopa Fría de Ciruela

Las ciruelas contienen altas cantidades de vitamina C y fitonutrientes que son conocidos por combatir la diabetes, artritis, y enfermedades cognitivas y cardíacas. Es un laxante efectivo por su contenido de sorbitol, isatina y fibra.

Ingredientes:

- 10 Ciruelas, por la mitad y sin carozo

- ½ taza Agua

- ½ taza Miel

- 1 cucharada de helado de limón y albahaca

Preparación:

En una olla a fuego mínimo, cocinar las ciruelas en agua y añadir la miel. Cocinar hasta que ablanden y los jugos se hayan eliminado. Remover del fuego. Procesar las ciruelas, enfriar y servir frío con helado de limón y albahaca.

Cantidades por porción:

Porciones: 3 • Tamaño de porción: 261 g

Calorías 71

Grasas totales 0.4g, Colesterol 0mg

Sodio 1mg, potasio 229mg

Carbohidratos totales17.9 g, azúcares 15.7g

Proteínas 1.0g

Vitamina A 11% • Vitamina C 22% • Calcio 0% • Hierro 2%

34.   Pasta con Pesto de Perejil

El perejil es conocido por sus propiedades limpiadoras del riñón, por sus dos ingredientes poderosos, miristicina y apiol, que tienen propiedades diuréticas.

Ingredientes:

- 1 taza Hojas de perejil frescas
- 2 cucharadas Ajo, en trozos finos
- ½ cucharadita Polvo de ajo
- 1 taza Queso parmesano, rallado
- 3/4 taza Aceite de oliva
- 100 g. Pasta

Preparación:

Cocinar la pasta de acuerdo a las instrucciones del paquete.

En una procesadora, poner todos los ingredientes y pulsar hasta que la consistencia sea suave. Servir con la pasta y disfrutar.

Cantidades por porción:

Porciones: 2 • Tamaño de porción: 170 g

Calorías 818

Grasas totales 77.0 g, Colesterol 37mg

Sodio m31g, potasio 297mg

Carbohidratos totales32.6 g, azúcares 0.5g

Protein7.2 g

Vitamina A 51% • Vitamina C 71% • Calcio 6% • Hierro 21%

35.   Plátano Crujiente Frito

El plátano es considerado como uno de los mejores remedios naturales contra los cálculos renales. Las hojas de plátano son efectivas disolviendo cálculos. Las ramas se creen que pueden eliminar cálculos en el tracto urinario. Por esta razón, la medicina tradicional lo utiliza para tratar la orina con sangre, prostitis y cálculos renales

Ingredientes:

- 3 tazas Plátanos maduros, en rodajas de 3 pulgadas
- 3 cucharadas Harina
- 1/4 taza Aceite de oliva

Preparación:

En una sartén a fuego medio, calentar el aceite de oliva y freír los plátanos bañados en harina, hasta que doren.

Remover el exceso de aceite con papel de cocina y servir caliente y crujiente

Cantidades por porción:

Porciones: 2 • Tamaño de porción: 261 g

Calorías 530

Grasas totales 26.1g, Colesterol 0mg

Sodio 9mg, potasio 1120mg

Carbohidratos totales 79.7g, azúcares 33.3 g

Proteínas 4.1g

Vitamina A 50% • Vitamina C 68% • Calcio 1% • Hierro 10 %

36.   Sándwich de Pollo al Romero

El romero, al ser consumido regularmente, incrementa el flujo de la orina, reduciendo la susceptibilidad de producción de cálculos renales. Trabaja primariamente inhibiendo las actividades de la urea, que contribuye a la formación de cálculos.

Ingredientes:

- 1/2 taza Sobras de pollo, rallado
- 1 cucharada Cebollas, en trozos
- 1 cucharada Yogurt entero bajo en grasas
- 1 cucharada Mayonesa
- 1/2 cucharadita Rosemary
- 1/2 cucharadita Mostaza de Dijon
- 1/8 cucharadita sal
- 1/8 cucharadita Pimienta negra
- 2 rebanadas de pan de trigo

Preparación:

En un tazón pequeño, combinar todos los ingredientes. Mezclar bien. Esparcir en una rebanada de pan integral.

Cubrir con otra rebanada y servir.

Cantidades por porción:

Porciones: 1 • Tamaño de porción: 170 g

Calorías 321

Grasas totales 9.3g, Colesterol 59mg

Sodio 744mg, potasio 334mg

Carbohidratos totales 29.3 g, azúcares 5.6g

Proteínas 28.8g

Vitamina A 2% • Vitamina C 2% • Calcium11 % • Hierro 13%

37.   Ensalada de Sandía y Feta

El consumo regular de sandía limpia los riñones. Su propiedad diurética incrementa el volumen de orina, resultando en la prevención de cálculos renales. Esta fruta también es rica en potasio, que es beneficioso para disolver cálculos, reduce el dolor asociado con el movimiento del cálculo y ayuda al cuerpo a deshacerse de ellos.

Ingredientes:

- 2 tazas Sandía, en cubos
- 3 tazas Paquete de verdes mixtos
- 3/4 taza Rúcula
- 3/4 taza Queso feta, en cubos
- 3 cucharadas Vinagre balsámico
- 1/4 taza Aceite de oliva

Preparación:

Mezclar los ingredientes en un tazón de ensalada. Servir.

Cantidades por porción:

Porciones: 3 • Tamaño de porción: 359 g

Calorías 396

Grasas totales 25.2g, Colesterol 33mg

Sodio 486mg, potasio 473mg

Carbohidratos totales 33.3g, azúcares 13.6g

Proteínas 11.3 g

Vitamina A 173% • Vitamina C 25% • Calcio 25% • Hierro 12%

38. Banana Cremosa Endulzada

Las bananas son muy ricas en magnesio y potasio, que ayudan a prevenir la formación de cálculos renales. El magnesio se combina con los oxalatos presentes en las comidas, inhibiendo el crecimiento de algunos tipos de cálculos renales, los cristales de calcio-oxalato. Por otro lado, el potasio balancea la acidez de la orina, previniendo la formación de estos cristales.

Ingredientes:

- 6 bananas maduras, por la mitad longitudinalmente
- ¼ taza Miel
- 1/4 taza Leche condensada endulzada
- 1/8 cucharadita Polvo de canela
- 1 taza Aceite vegetal

Preparación:

En una sartén a fuego mínimo, freír las bananas en aceite vegetal. Una vez doradas, verter la miel hasta cubrirlas completamente. Continuar cocinando hasta que ennegrezcan, remover del fuego y transferir a un plato. Verter la leche condensada encima y rociar con canela.

Cantidades por porción:

Porciones: 5 • Tamaño de porción: 247 g

Calorías 363

Grasas totales 2.1g, Colesterol 5mg

Sodio 29mg, potasio 1138mg

Carbohidratos totales 90.8g, azúcares 54.5g

Protein4.0 g

Vitamina A 49% • Vitamina C 67% • Calcio 5% • Iron8 %

39.   Pizza Vegetariana

Los espárragos incrementan la producción de orina, y son utilizados para prevenir cálculos en los riñones y vejiga. Contienen altas cantidades de vitaminas C, E, B6, fibra dietaria y ácido fólico.

Ingredientes:

- 1 taza Espárragos, en rodajas de 2 pulgadas
- 1/2 taza Pimiento
- ½ taza Mostaza de Dijon

Masa de pizza:

- 1 taza Harina
- 1 cucharada levadura
- 2 cucharadas Miel
- 2 cucharadas Aceite de oliva
- ½ taza Agua caliente

Cebollas caramelizadas:

- 5 cucharadas Aceite de oliva
- 2 1/2 libras Cebollas blancas, en rodajas finas
- 2 cucharadas Miel

Preparación:

Caramelizar las cebollas salteándolas en aceite de oliva. Cocinar hasta que ablanden, unos 20 minutos. Añadir la miel y revolver. Remover las partes quemadas de la sartén para evitar el sabor a quemado. Quitar del fuego.

Precalentar el horno al máximo.

Para hacer la masa de pizza, combinar la mitad de la harina, levadura y miel. Añadir agua caliente y aceite de oliva. Combinar hasta obtener una consistencia homogénea. Amasar en una superficie enharinada, agregando harina gradualmente hasta que deje de pegarse. Continuar amasando hasta que esté suave y elástica. Engrasar un tazón, poner la masa en él, y dejar leudar por 25 minutos en un lugar tibio. Luego, poner en una fuente de hornear con papel manteca y estirar.

Esparcir la mostaza de Dijon en la masa. Hacer una capa de cebollas caramelizadas y cubrir con pimientos y espárragos. Hornear por 15 minutos.

Cantidades por porción:

Porciones: 5 • Tamaño de porción: 368 g

Calorías 396

Grasas totales19.8 g, Colesterol 18mg

Sodio 346mg, potasio 521mg

Carbohidratos totales 51.0 g, sugar17.7s g

Proteínas 7.9g

Vitamina A 15% • Vitamina C 49% • Calcio 8% • Iron17 %

40. Ensalada de Frutas con Yogurt de Jengibre

El jengibre tiene propiedades anti inflamatorias, anti bacteriales, anti virales y anti parasíticas. Previene los cálculos renales disolviéndolos. También es un diurético natural que ayuda a desechar los cálculos y otros desechos tóxicos del cuerpo.

Ingredientes:

- 1 taza Ananá, en rodajas
- 3 naranjas, sin piel y en cubos
- 1/2 taza Arándanos agrios secos
- 2 cucharadas miel
- 1/4 cucharadita Canela
- 16 onzas Yogurt griego
- 2/3 taza Jengibre cristalizado, mezclado
- ¾ taza Miel
- ½ taza Migas de galletas Graham

Preparación:

Combinar el ananá, naranjas, arándanos agrios, miel y canela. Cubrir con papel film y refrigerar por 1 hora.

Mezclar el yogurt y el jengibre en un tazón. Rociar con migas de galletas y servir todo junto.

Cantidades por porción:

Porciones: 5 • Tamaño de porción: 276 g

Calorías 214

Grasas totales 2.9g, Colesterol 5mg

Sodio 106mg, potasio 421mg

Carbohidratos totales 37.4g, azúcares 26.4g

Proteínas 11.1g

Vitamina A 6% • Vitamina C 130 % • Calcio 15% • Hierro 5%

41.   Sopa Cremosa de Pollo y Macarrones

El apio es un diurético efectivo que ayuda a deshacerse de toxinas y desechos depositados en el riñón y tracto urinario. Este atributo hace que el apio sea efectivo en la remoción de cálculos renales. También es rico en vitamina C, que actúa como antioxidante.

Ingredientes:

- 1 taza Sobras de pollo, rallado
- 200g. Macarrones de codo sin cocinar
- 1 lata Leche evaporada
- ½ taza Zanahorias, en cubos
- ½ taza Apio, en cubos
- 5 tazas Caldo de pollo
- 1 cucharada Cebolla
- 1 cucharada Aceite de oliva

Preparación:

Saltear la cebolla en aceite de oliva a fuego medio, hasta que trasluzca. Añadir el pollo, caldo de pollo, leche evaporada y la pasta de macarrones. Cocinar a fuego mínimo por 10 minutos. Añadir los vegetales y calentar por 2 minutos. Remover del fuego y servir caliente.

Cantidades por porción:

Porciones: 7 • tamaño de porción: 291 g

Calorías 256

Grasas totales 8.0g, Colesterol 31mg

Sodio 627mg, potasio 454mg

Carbohidratos totales 28.4g, azúcares 7.1g

Proteínas 16.7g

Vitamina A 29% • Vitamina C 3% • Calcio 16% • Hierro 9%

JUGOS

1. Jugo de Zanahoria y Espinaca

Ingredientes:

3 zanahorias grandes

1 puñado de espinaca, en trozos

1 taza de coliflor, en trozos

1 taza de Acelgas, en trozos

¼ cucharadita de Sal Himalaya

2 onzas de agua

Preparación:

Lavar las zanahorias y cortarlas en rodajas. Dejar a un lado.

Combinar la espinaca y acelga en un colador y lavar bajo agua fría. Colar y romper con las manos. Dejar a un lado.

Recortar las hojas externas de la coliflor. Lavar y trozar. Reservar el resto en la nevera.

Combinar las zanahorias, espinaca, acelga y coliflor en una juguera, y pulsar.

Transferir a un vaso y añadir la sal y agua. Agregar algunos cubos de hielo y servir inmediatamente.

Información nutricional por porción: Kcal: 138, Proteínas: 14.4g, Carbohidratos: 39.7g, Grasas: 2.2g

2. Jugo de Palta y Brócoli

Ingredientes:

1 taza de palta, en trozos

1 taza de brócoli, en trozos

1 pepino grande

1 limón grande, sin piel

1 lima grande, sin piel

3 onzas de agua

Preparación:

Pelar la palta y cortarla por la mitad. Remover el carozo y trozar. Dejar a un lado.

Lavar el brócoli y trozarlo. Dejar a un lado.

Lavar el pepino y cortarlo en rodajas gruesas. Dejar a un lado.

Pelar el limón y la lima. Cortarlos por la mitad. Dejar a un lado.

Procesar la palta, brócoli, pepino, limón y lima en una juguera. Transferir a un vaso y añadir el agua.

Agregar hielo y servir inmediatamente.

Nota:

El limón y la lima tienen un alto contenido de citratos, asique añada más agua de lo normal.

Información nutricional por porción: Kcal: 281, Proteínas: 8.3g, Carbohidratos: 38.8g, Grasas: 22.8g

3. Jugo de Arándanos y Sandía

Ingredientes:

2 tazas de arándanos

2 tazas de sandía, sin semillas

1 pomelo grande, en trozos

1 cucharada de miel líquida

2 onzas de agua

Preparación:

Lavar los arándanos bajo agua fría. Colar y dejar a un lado.

Cortar la sandía por la mitad. Para dos tazas, necesitará 2 gajos grandes. Pelarlos y cortarlos en cubos. Remover las semillas y dejar a un lado. Reservar el resto para otros jugos.

Pelar el pomelo y dividirlo en gajos. Dejar a un lado.

Procesar los arándanos, sandía y pomelo en una juguera. Transferir a vasos y añadir la miel y agua.

Refrigerar 15 minutos antes de servir.

Información nutricional por porción: Kcal: 375, Proteínas: 5.9g, Carbohidratos: 92.1g, Grasas: 1.7g

4.   Jugo de Coco y Mango

Ingredientes:

1 mango grande, en trozos

1 taza de semillas de granada

1 zanahoria grande

1 manzana Granny Smith pequeña, sin centro

2 onzas de agua de coco

Preparación:

Lavar el mango y trozarlo. Dejar a un lado.

Cortar la parte superior de la granada y bajar a cada membrana blanca. Remover las semillas a un tazón mediano.

Lavar la zanahoria y cortarla en rodajas gruesas. Dejar a un lado.

Lavar la manzana y remover el centro. Trozar y dejar a un lado.

Combinar el mango, semillas de granada, zanahoria y manzana en una juguera, y pulsar.

Transferir a un vaso y añadir el agua de coco. Refrigerar o agregar cubos de hielo y servir inmediatamente.

Información nutricional por porción: Kcal: 338, Proteínas: 5.5g, Carbohidratos: 94.1g, Grasas: 2.7g

5.   Jugo de Cereza, Tomate y Berro

Ingredientes:

1 taza de tomates cherry, por la mitad

1 taza de berro, en trozos

1 taza de calabaza, en trozos

1 taza de verdes de ensalada, en trozos

1 pepino grande

Preparación:

Lavar los tomates y ponerlos en un tazón. Cortarlos por la mitad y reservar el jugo. Dejar a un lado.

Combinar el berro y verdes de ensalada en un colador, y lavar. Romper con las manos y dejar a un lado.

Pelar la calabaza y cortarla por la mitad. Remover las semillas usando una cuchara. Cortar un gajo grande y pelarlo. Trozar y dejar a un lado. Reservar el resto.

Lavar el pepino y cortarlo en rodajas gruesas. Dejar a un lado.

Procesar los tomates, berro, verdes de ensalada, calabaza y pepino en una juguera. Transferir a un vaso y añadir el jugo de tomate. Agregar hielo antes de servir.

Información nutricional por porción: Kcal: 96, Proteínas: 6.4g, Carbohidratos: 27.4g, Grasas: 1g

6.   Jugo de Espinaca y Alcachofa

Ingredientes:

1 puñado grande de espinaca

1 cabeza de alcachofa grande

1 taza de batatas, en cubos

1 taza de verdes de nabo, en trozos

1 taza de albahaca, en trozos

2 onzas de agua

¼ cucharadita de Sal Himalaya

Preparación:

Combinar la espinaca, verdes de nabo y albahaca en un colador, y lavar bajo agua fría. Colar y trozar con sus manos. Dejar a un lado.

Recortar las hojas externas de la alcachofa. Trozar y dejar a un lado.

Pelar la batata y trozar. Dejar a un lado.

Procesar la espinaca, verdes de nabo, albahaca, alcachofa y batata en una juguera. Transferir a un vaso y añadir el agua y sal Himalaya.

Agregar hielo y servir inmediatamente.

Información nutricional por porción: Kcal: 202, Proteínas: 18.6g, Carbohidratos: 60.7g, Grasas: 1.9g

7.   Jugo de Calabaza Amarilla y Frijoles

Ingredientes:

1 taza de calabaza amarilla, en trozos

1 taza de frijoles verdes, en trozos

1 taza apio fresco, en trozos

1 taza de repollo morado, en trozos

1 pepino grande

1 pimiento verde grande, sin semillas

¼ cucharadita de Sal Himalaya

2 onzas de agua

Preparación:

Pelar la calabaza amarilla y remover las semillas. Cortar en cubos y reservar el resto para otro jugo, envuelto en film.

Combinar el repollo morado y apio en un colador, y lavar bajo agua fría. Colar y romper con las manos. Dejar a un lado.

Lavar los frijoles verdes y trozarlos. Dejar a un lado.

Lavar el pepino y cortarlo en rodajas gruesas. Dejar a un lado.

Lavar los pimientos y cortarlos por la mitad. Remover las semillas y trozar. Dejar a un lado.

Procesar la calabaza amarilla, repollo, apio, frijoles verdes, pepino y pimiento en una juguera.

Transferir a un vaso y añadir la sal y agua. Refrigerar 30 minutos antes de servir.

Información nutricional por porción: Kcal: 163, Proteínas: 7.7g, Carbohidratos: 48.2g, Grasas: 1.1g

8. Jugo de Kiwi y Zanahoria

Ingredientes:

2 kiwis grandes, sin piel

2 zanahorias grandes

1 manzana dulce grande, sin centro

1 taza de menta, en trozos

1 naranja grande, sin piel

2 onzas de agua

Preparación:

Pelar los kiwis y cortarlos por la mitad. Dejar a un lado.

Lavar las zanahorias y cortarlas en rodajas gruesas. Dejar a un lado.

Lavar la manzana y remover el centro. Trozar y dejar a un lado.

Lavar la menta fresca y trozarla. Dejar a un lado.

Combinar los kiwis, zanahorias, manzana y menta en una juguera, y pulsar. Transferir a un vaso y añadir hielo antes de servir.

Información nutricional por porción: Kcal: 292, Proteínas: 6.1g, Carbohidratos: 88.6g, Grasas: 1.8g

9. Jugo de Remolachas Sangrientas

Ingredientes:

2 remolachas grandes, recortadas

1 manzana roja grande, sin centro

1 taza de semillas de granada

1 pepino grande

1 nudo de jengibre pequeño, de 1 pulgada

Preparación:

Lavar las remolachas y recortar las partes verdes. Trozar y dejar a un lado.

Lavar la manzana y remover el centro. Trozar y dejar a un lado.

Cortar la parte superior de la granada y bajar a cada membrana blanca. Remover las semillas a un tazón mediano.

Lavar el pepino y cortarlo en rodajas gruesas. Dejar a un lado.

Pelar el nudo de jengibre y dejar a un lado.

Procesar las remolachas, manzana, semillas de granada, pepino y nudo de jengibre en una juguera. Transferir a un vaso y añadir hielo. Puede agregar 1 cucharada de miel.

Servir inmediatamente.

Información nutricional por porción: Kcal: 285, Proteínas: 8g, Carbohidratos: 81.6g, Grasas: 2.2g

10.   Jugo de Zanahoria y Uva

Ingredientes:

3 zanahorias grandes

1 taza de uvas verdes

1 manzana Granny Smith, sin centro

1 limón grande, sin piel

Un puñado de espinaca

2 onzas de agua

Preparación:

Lavar las zanahorias y cortarlas en rodajas gruesas. Dejar a un lado.

Lavar las uvas y dejarlas a un lado.

Lavar la manzana y remover el centro. Trozar y dejar a un lado.

Pelar el limón y cortarlo por la mitad. Dejar a un lado.

Lavar la espinaca bajo agua fría. Trozar y dejar a un lado.

Combinar las zanahorias, uvas, manzana, limón y espinaca en una juguera, y pulsar. Transferir a un vaso y añadir el agua.

Refrigerar 20 minutos antes de servir.

Información nutricional por porción: Kcal: 208, Proteínas: 1.4g, Carbohidratos: 62.6g, Grasas: 1.4g

11.   Jugo Verde de Calabaza

Ingredientes:

1 taza de zapallo calabaza

1 taza de verdes de ensalada, en trozos

1 taza de col rizada, en trozos

1 taza Lechuga romana, en trozos

1 pepino grande

½ cucharadita de Sal Himalaya

¼ cucharadita de Pimienta cayena, pequeña

2 onzas de agua

Preparación:

Lavar el zapallo calabaza y cortarlo por la mitad. Remover las semillas. Trozar y dejar a un lado. Reservar el resto.

Combinar los verdes de ensalada, col rizada y lechuga en un colador. Lavar bajo agua fría y romper con las manos. Dejar a un lado.

Lavar el pepino y cortarlo en rodajas gruesas. Dejar a un lado.

Combinar el zapallo calabaza, verdes de ensalada, col rizada, lechuga y pepino en una juguera, y pulsar.

Transferir a un vaso y añadir la sal, pimienta cayena y agua. Refrigerar 15 minutos antes de servir.

Información nutricional por porción: Kcal: 91, Proteínas: 7.8g, Carbohidratos: 25.2g, Grasas: 1.6g

12.   Jugo de Melón y Cereza

Ingredientes:

1 gajo de melón dulce grande

1 taza de cerezas frescas

1 lima grande, sin piel

1 naranja grande, sin piel

1 cucharada de miel, cruda

2 onzas de agua de coco

Preparación:

Cortar el melón por la mitad. Remover las semillas. Cortar un gajo grande y pelarlo. Trozar y poner en un tazón. Reservar el resto en la nevera.

Lavar las cerezas y cortarlas por la mitad. Remover los carozos y dejar a un lado.

Pelar la lima y cortarla por la mitad. Dejar a un lado.

Pelar la naranja y dividirla en gajos. Dejar a un lado.

Procesar el melón, cerezas, lima y naranja en una juguera. Transferir a un vaso y añadir la miel y agua de coco.

Agregar hielo y servir inmediatamente.

Información nutricional por porción: Kcal: 276, Proteínas: 4.2g, Carbohidratos: 78.9g, Grasas: 0.7g

13.   Jugo de Brotes de Bruselas e Hinojo

Ingredientes:

2 tazas de Brotes de Bruselas

2 tazas de hinojo

1 taza de repollo morado, en trozos

1 limón grande, sin piel

1 taza de verdes de remolacha, en trozos

1 pepino grande

Preparación:

Lavar los brotes de Bruselas y recortar las hojas externas. Cortarlos por la mitad y dejar a un lado.

Lavar el bulbo de hinojo y recortar las capas marchitas. Trozar y dejar a un lado.

Combinar el repollo y verdes de remolacha en un colador y lavar bajo agua fría. Trozar y dejar a un lado.

Lavar el pepino y cortarlo en rodajas gruesas. Dejar a un lado.

Combinar los brotes de Bruselas, hinojo, repollo, verdes de remolacha y pepino en una juguera, y pulsar.

Transferir a un vaso y añadir algunos cubos de hielo antes de servir.

Información nutricional por porción: Kcal: 154, Proteínas: 12.8g, Carbohidratos: 53g, Grasas: 1.5g

14. Jugo de Naranja y Mango

Ingredientes:

1 taza de trozos de mango

1 naranja grande, sin piel

1 manzana verde grande, sin centro

1 lima grande, sin piel

1 nudo de jengibre pequeño, 1 pulgada

2 onzas de agua

Preparación:

Lavar el mango y trozarlo. Rellenar un vaso medidor y refrigerar el resto.

Pelar la naranja y dividirla en gajos. Dejar a un lado.

Lavar la manzana y remover el centro. Trozar y dejar a un lado.

Pelar la lima y cortarla por la mitad. Dejar a un lado.

Pelar el nudo de jengibre y dejar a un lado.

Procesar el mango, naranja, manzana, lima y jengibre en una juguera. Transferir a un vaso y añadir el agua.

Agregar hielo y servir inmediatamente.

Información nutricional por porción: Kcal: 268, Proteínas: 12.8g, Carbohidratos: 53g, Grasas: 1.5g

15.   Jugo de Calabacín y Pimiento

Ingredientes:

2 pimientos amarillos grandes, en trozos

1 calabacín grande, en trozos

1 taza de berro, en trozos

1 zanahoria grande

1 taza de chirivías, en trozos

½ cucharadita de Sal Himalaya

Preparación:

Lavar los pimientos y cortarlos por la mitad. Remover las semillas y trozar. Dejar a un lado.

Pelar el calabacín y cortarlo por la mitad. Remover las semillas y trozar. Dejar a un lado.

Lavar el berro bajo agua fría y romper con las manos. Dejar a un lado.

Lavar la zanahoria y chirivías. Trozar y dejar a un lado.

Procesar los pimientos, calabacín, berro, zanahoria y chirivías en una juguera. Transferir a un vaso y añadir la sal.

Refrigerar 15 minutos antes de servir.

Información nutricional por porción: Kcal: 243, Proteínas: 11.2g, Carbohidratos: 70g, Grasas: 2.5g

16.   Jugo de Espárragos y Apio

Ingredientes:

1 taza de espárragos, recortados

1 taza de apio, en trozos

1 taza de col rizada fresca, en trozos

1 taza de verdes de mostaza, en trozos

1 limón grande

1 pepino grande

Preparación:

Lavar los espárragos y recortar las puntas. Trozar y dejar a un lado.

Lavar el apio y trozarlo. Dejar a un lado.

Combinar la col rizada y verdes de mostaza en un colador, y lavar bajo agua fría. Romper con las manos y dejar a un lado.

Pelar el limón y cortarlo por la mitad. Dejar a un lado.

Lavar el pepino y cortarlo en rodajas gruesas. Dejar a un lado.

Procesar los espárragos, apio, col rizada, verdes de mostaza, limón y pepino en una juguera.

Transferir a un vaso y añadir algunos cubos de hielo antes de servir.

Información nutricional por porción: Kcal: 107, Proteínas: 10.7g, Carbohidratos: 33g, Grasas: 1.7g

17. Jugo de Frambuesa y Menta

Ingredientes:

2 tazas de frambuesas frescas

2 tazas de menta fresca, en trozos

1 naranja grande

1 manzana verde grande, sin centro

1 lima grande

2 onzas de agua

Preparación:

Lavar las frambuesas bajo agua fría y dejar a un lado.

Lavar la menta y romper con las manos. Dejar a un lado.

Pelar la naranja y dividirla en gajos. Dejar a un lado.

Pelar la manzana y remover el centro. Trozar y dejar a un lado.

Pelar la lima y cortarla por la mitad. Dejar a un lado.

Procesar las frambuesas, menta, naranja, manzana y lima en una juguera. Transferir a un vaso y añadir el agua.

Agregar hielo y servir inmediatamente.

Información nutricional por porción: Kcal: 258, Proteínas: 7.6g, Carbohidratos: 90.1g, Grasas: 2.7g

18. Jugo de Tomate y Calabaza

Ingredientes:

1 taza de calabaza, en cubos

2 tomates Roma medianos, en trozos

1 taza de albahaca fresca, en trozos

1 pepino grande

¼ cucharadita de orégano seco

½ cucharadita de sal marina

2 onzas de agua

Preparación:

Pelar la calabaza y cortarla por la mitad. Remover las semillas usando una cuchara. Cortar un gajo grande y pelarlo. Trozar y dejar a un lado. Reservar el resto.

Lavar los tomates y ponerlos en un tazón. Cortarlos en cuartos y reservar el jugo. Dejar a un lado.

Lavar la albahaca bajo agua fría. Trozar y dejar a un lado.

Lavar el pepino y cortarlo en rodajas gruesas. Dejar a un lado.

Procesar la calabaza, tomates, albahaca y pepino en una juguera. Transferir a un vaso y añadir el orégano, sal, agua y jugo de tomate.

Refrigerar 10 minutos antes de servir.

Información nutricional por porción: Kcal: 87, Proteínas: 4.9g, Carbohidratos: 23.9g, Grasas: 0.9g

19.   Jugo de Moras y Durazno

Ingredientes:

1 taza de moras frescas

2 duraznos medianos

1 limón grande

1 taza de cantalupo, en cubos

1 zanahoria grande

1 manzana amarilla pequeña, sin centro

2 onzas de agua

Preparación:

Lavar las moras bajo agua fría y dejar a un lado.

Lavar los duraznos y cortarlos por la mitad. Remover los carozos y trozar. Dejar a un lado.

Cortar el cantalupo por la mitad. Remover las semillas y pulpa. Cortar dos gajos y pelarlos. Trozar y dejar a un lado. Reservar el resto en la nevera.

Lavar la zanahoria y cortarla en rodajas gruesas. Dejar a un lado.

Lavar la manzana y remover el centro. Trozar y dejar a un lado.

Procesar las moras, duraznos, cantalupo, zanahoria y manzana en una juguera. Transferir a un vaso y añadir el agua.

Agregar algunos cubos de hielo y servir inmediatamente.

Información nutricional por porción: Kcal: 272, Proteínas: 7.7g, Carbohidratos: 85g, Grasas: 2.3g

20.   Jugo de Alcachofa y Calabacín

Ingredientes:

1 alcachofa grande

1 calabacín mediano

1 zanahoria grande

1 lechuga roja, en trozos

1 taza de berro, en trozos

3 onzas de agua

Preparación:

Recortar las hojas externas de la alcachofa. Trozar y dejar a un lado.

Pelar el calabacín y cortarlo por la mitad. Remover las semillas y trozar. Dejar a un lado.

Lavar la zanahoria y cortarla en rodajas gruesas. Dejar a un lado.

Combinar la lechuga roja y berro en un colador. Lavar, colar y romper con las manos. Dejar a un lado.

Procesar la alcachofa, calabacín, zanahoria, lechuga roja y berro en una juguera. Transferir a un vaso y añadir el agua.

Puede rociar con menta fresca. Agregar hielo y servir inmediatamente.

Información nutricional por porción: Kcal: 94, Proteínas: 9.4g, Carbohidratos: 31.1g, Grasas: 1.1g

21.   Jugo de Naranja y Granada

Ingredientes:

1 naranja grande

1 taza de semillas de granada

1 taza de repollo morado, en trozos

1 taza de batatas, en cubos

1 pepino grande

2 onzas de agua

Preparación:

Pelar la naranja y dividirla en gajos. Dejar a un lado.

Cortar la parte superior de la granada, y bajar hacia las membranas blancas. Remover las semillas a un vaso medidor y dejar a un lado.

Lavar el repollo bajo agua fría. Colar y trozar. Dejar a un lado.

Pelar la batata y cortarla en cubos. Rellenar un vaso medidor y reservar el resto.

Lavar el pepino y cortarlo en rodajas gruesas. Dejar a un lado.

Combinar la naranja, semillas de granada, repollo morado, batatas y pepino en una juguera, y pulsar.

Transferir a un vaso y añadir el agua. Agregar algunos cubos de hielo y servir inmediatamente.

Información nutricional por porción: Kcal: 251, Proteínas: 6.8g, Carbohidratos: 73.1g, Grasas: 1.5g

22. Jugo de Apio y Pomelo

Ingredientes:

2 tazas de apio, en trozos

2 pomelos grandes

1 lima grande

2 zanahorias grandes

1 rodaja de jengibre, de 1 pulgada

2 onzas de agua

Preparación:

Lavar el apio y trozarlo. Dejar a un lado.

Pelar los pomelos y dividirlos en gajos. Dejar a un lado.

Pelar la lima y cortarla por la mitad. Dejar a un lado.

Lavar las zanahorias y cortarlas en rodajas gruesas. Dejar a un lado.

Pelar la rodaja de jengibre y dejar a un lado.

Procesar el apio, pomelos, lima, zanahorias y jengibre en una juguera. Transferir a un vaso y añadir el agua.

Refrigerar 15 minutos antes de servir.

Información nutricional por porción: Kcal: 250, Proteínas: 6.7g, Carbohidratos: 76.3g, Grasas: 1.4g

23.   Jugo de Papaya y Cantalupo

Ingredientes:

1 taza de papaya, en trozos

1 manzana verde grande, sin centro

1 taza de cantalupo, en cubos

1 pepino grande

1 limón grande

Preparación:

Pelar la papaya y cortarla por la mitad. Remover las semillas y pulpa. Trozar y rellenar un vaso medidor. Refrigerar el resto. Dejar a un lado.

Lavar la manzana y remover el centro. Trozar y dejar a un lado.

Cortar el cantalupo por la mitad. Remover las semillas y pulpa. Cortar dos gajos y pelarlos. Trozar y dejar a un lado. Reservar el resto en la nevera.

Lavar el pepino y cortarlo en rodajas gruesas. Dejar a un lado.

Pelar la lima y cortarla por la mitad. Dejar a un lado.

Procesar la papaya, manzana, cantalupo, pepino y lima en una juguera. Transferir a un vaso y agregar hielo antes de servir.

Información nutricional por porción: Kcal: 245, Proteínas: 5.5g, Carbohidratos: 72.8g, Grasas: 1.6g

24. Jugo de Guayaba y Calabaza

Ingredientes:

1 taza de calabaza amarilla, en trozos

1 guayaba grande

1 zanahoria grande

1 pepino grande

1 naranja grande

1 cucharada de miel

Preparación:

Pelar la calabaza amarilla y remover las semillas. Cortar en cubos y reservar el resto para otro jugo, envuelto en film.

Pelar la guayaba y trozarla. Dejar a un lado.

Lavar la zanahoria y pepino y cortar en rodajas. Dejar a un lado.

Combinar la calabaza amarilla, guayaba, zanahoria y pepino en una juguera, y pulsar.

Transferir a un vaso y añadir la miel. Agregar hielo y servir inmediatamente.

Información nutricional por porción: Kcal: 266, Proteínas: 7.2g, Carbohidratos: 80.7g, Grasas: 1.4g

25. Jugo de Arándanos y Melón

Ingredientes:

1 taza de arándanos frescos

2 tazas de sandía, en cubos

1 manzana Granny Smith grande

1 taza de Lechuga romana, en trozos

3 onzas de agua de coco

Preparación:

Lavar los arándanos bajo agua fría. Cortar y dejar a un lado.

Cortar la sandía por la mitad. Para una taza necesitará un gajo grande. Pelarlo y trozarlo. Remover las semillas y dejar a un lado. Reservar el resto.

Lavar la lechuga y romper con las manos. Dejar a un lado.

Combinar los arándanos, sandía, manzana y lechuga en una juguera, y pulsar. Transferir a un vaso y añadir el agua de coco.

Agregar hielo y servir inmediatamente.

Información nutricional por porción: Kcal: 282, Proteínas: 4.4g, Carbohidratos: 77g, Grasas: 1.4g

26.   Jugo de Limón y Albahaca

Ingredientes:

2 limones grandes

2 tazas de albahaca fresca, en trozos

1 naranja mediana

1 pepino grande

1 nudo de jengibre pequeño, de 1 pulgada

2 onzas de agua

Preparación:

Pelar los limones y cortarlos por la mitad. Dejar a un lado.

Lavar la hoja de albahaca bajo agua fría. Colar y dejar a un lado.

Pelar la naranja y dividirla en gajos. Dejar a un lado.

Lavar el pepino y cortarlo en rodajas gruesas. Dejar a un lado.

Pelar el nudo de jengibre y dejar a un lado.

Combinar los limones, albahaca, naranja, pepino y jengibre en una juguera, y pulsar.

Transferir a un vaso y añadir el agua. Refrigerar 20 minutos antes de servir, o agregar hielo y servir inmediatamente.

Información nutricional por porción: Kcal: 124, Proteínas: 6.1g, Carbohidratos: 39.5g, Grasas: 1.1g

27.   Jugo de Acelga y Zanahoria

Ingredientes:

3 zanahorias grandes

2 tazas de Acelga

1 taza de coliflor

1 lima grande

1 naranja grande

2 onzas de agua

Preparación:

Lavar las zanahorias y cortarlas en rodajas gruesas. Dejar a un lado.

Lavar la acelga y romper con las manos. Dejar a un lado.

Recortar las hojas externas de la coliflor. Lavar y trozar. Rellenar un vaso medidor y reservar el resto en la nevera.

Pelar la lima y cortarla por la mitad. Dejar a un lado.

Pelar la naranja y dividirla en gajos. Dejar a un lado.

Procesar las zanahorias, acelga, coliflor, lima y naranja en una juguera. Transferir a un vaso y añadir el agua.

Agregar hielo y servir inmediatamente.

Información nutricional por porción: Kcal: 173, Proteínas: 7.3g, Carbohidratos: 54g, Grasas: 1.2g

28.   Jugo de Pimiento y Remolacha

Ingredientes:

3 remolachas grandes, recortadas

2 pimientos rojos grandes, en trozos

1 taza de albahaca fresca

1 lima grande

1 taza de lechuga roja, en trozos

1 pepino grande

Preparación:

Lavar las remolachas y recortar las partes verdes. Trozar y dejar a un lado.

Lavar los pimientos y cortarlos por la mitad. Remover las semillas y trozarlas. Dejar a un lado.

Pelar la lima y cortarla por la mitad. Dejar a un lado.

Poner la lechuga roja en un colador y lavar bajo agua fría. Colar y trozar. Dejar a un lado.

Lavar el pepino y cortarlo en rodajas gruesas. Dejar a un lado.

Procesar las remolachas, pimientos, lima, lechuga roja y pepino en una juguera. Transferir a un vaso y añadir cubos de hielo.

Servir inmediatamente.

Información nutricional por porción: Kcal: 208, Proteínas: 10.5g, Carbohidratos: 59.2g, Grasas: 1.9g

29. Jugo de Kiwi y Col Rizada

Ingredientes:

3 kiwis grandes

1 taza de col rizada fresca

1 limón grande

1 manzana verde grande, sin centro

1 taza de menta fresca

Un puñado de espinaca fresca

3 onzas de agua

Preparación:

Pelar los kiwis y limón. Cortarlos por la mitad y dejar a un lado.

Lavar la col rizada, menta y espinaca, y combinarlas en un tazón. Verter agua caliente y dejar reposar por 10 minutos. Colar y trozar. Dejar a un lado.

Lavar la manzana y remover el centro. Trozar y dejar a un lado.

Procesar los kiwis, limón, col rizada, menta, espinaca y manzana en una juguera. Transferir a un vaso y añadir el agua.

Agregar hielo y servir inmediatamente.

Información nutricional por porción: Kcal: 246, Proteínas: 8.6g, Carbohidratos: 74.5g, Grasas: 2.6g

30.　Jugo de Puerro y Rábano

Ingredientes:

2 puerros grandes, en trozos

3 rábanos grandes, en trozos

2 tazas de verdes de remolacha, en trozos

1 taza de verdes de ensalada, en trozos

1 pepino grande

½ cucharadita de Sal Himalaya

¼ cucharadita de Pimienta cayena, pequeña

3 onzas de agua

Preparación:

Lavar los puerros y trozarlos. Dejar a un lado.

Lavar los rábanos y recortar las partes verdes. Trozar y dejar a un lado.

Combinar los verdes de remolacha y verdes de ensalada en un colador. Lavar bajo agua fría. Colar y dejar a un lado.

Lavar el pepino y cortarlo en rodajas. Dejar a un lado.

Combinar los puerros, rábanos, verdes de ensalada, verdes de remolacha y pepino en una juguera, y pulsar.

Transferir a un vaso y añadir la sal, pimienta cayena y agua.

Refrigerar 15 minutos antes de servir.

Información nutricional por porción: Kcal: 148, Proteínas: 7.6g, Carbohidratos: 42.3g, Grasas: 1.2g

31.   Jugo de Manzana Fuji y Arándanos

Ingredientes:

1 taza de arándanos agrios

1 naranja grande

1 taza de sandía, en cubos

1 manzana Fuji pequeña, sin centro

1 nudo de jengibre pequeño, de 1 pulgada

2 onzas de agua de coco

Preparación:

Poner los arándanos agrios en un colar y lavarlos bajo agua fría. Colar y dejar a un lado.

Pelar la naranja y dividirla en gajos. Dejar a un lado.

Cortar la sandía por la mitad. Para 1 taza, necesitará un gajo grande. Pelar y trozar. Remover las semillas y dejar a un lado. Reservar el resto en la nevera.

Lavar la manzana y remover el centro. Trozar y dejar a un lado.

Pelar el nudo de jengibre y dejar a un lado.

Combinar los arándanos agrios, naranja, sandía, manzana y jengibre en una juguera, y pulsar.

Transferir a un vaso y añadir el agua de coco. Agregar hielo y servir inmediatamente.

Información nutricional por porción: Kcal: 223, Proteínas: 3.8g, Carbohidratos: 66g, Grasas: 0.9g

32. Jugo de Palta y Ananá

Ingredientes:

1 taza de palta, en cubos

1 taza de trozos de ananá

1 naranja grande

1 pepino grande

2 onzas de agua

Preparación:

Pelar la palta y cortarla por la mitad. Remover el carozo y cortarla en cubos. Dejar a un lado.

Cortar la parte superior del ananá. Pelarlo y trozarlo. Reservar el resto en la nevera.

Pelar la naranja y dividirla en gajos. Dejar a un lado.

Lavar el pepino y cortarlo en rodajas gruesas. Dejar a un lado.

Combinar la palta, ananá, naranja y pepino en una juguera, y pulsar.

Transferir a un vaso y añadir el agua. Agregar hielo y servir inmediatamente.

Información nutricional por porción: Kcal: 375, Proteínas: 7.5g, Carbohidratos: 66.6g, Grasas: 22.15g

33.   Jugo de Agave y Ciruela

Ingredientes:

5 ciruelas grandes, sin carozo

1 manzana Granny Smith grande, sin centro

1 taza de sandía, en cubos

1 cucharada de néctar de agave

3 onzas de agua

Preparación:

Lavar las ciruelas y cortarlas por la mitad. Remover el carozo y trozar. Dejar a un lado.

Lavar la manzana y remover el centro. Trozar y dejar a un lado.

Cortar la sandía por la mitad. Para 1 taza, necesitará un gajo grande. Pelar y trozar. Remover las semillas y dejar a un lado. Reservar el resto en la nevera.

Combinar las ciruelas, manzana y sandía en una juguera, y pulsar.

Transferir a un vaso y añadir el néctar de agave y agua. Agregar hielo y servir.

Información nutricional por porción: Kcal: 330, Proteínas: 4.1g, Carbohidratos: 93.2g, Grasas: 1.5g

34. Jugo de Coliflor y Remolacha

Ingredientes:

1 cabeza de coliflor pequeña, en trozos

2 remolachas grandes, recortadas

1 lima grande

2 rábanos grandes, en trozos

¼ cucharadita de Sal Himalaya

3 onzas de agua

Preparación:

Recortar las hojas externas de la coliflor. Lavar y trozar. Dejar a un lado.

Lavar las remolachas y rábanos. Recortar las partes verdes y trozar. Dejar a un lado.

Pelar la lima y cortarla por la mitad. Dejar a un lado.

Combinar la coliflor, remolachas, rábanos y lima en una juguera. Pulsar, transferir a un vaso y añadir la sal Himalaya y agua.

Agregar hielo y servir inmediatamente.

Información nutricional por porción: Kcal: 135, Proteínas: 9.3g, Carbohidratos: 41g, Grasas: 1.2g

35. Jugo de Frijoles Verdes y Zanahoria

Ingredientes:

1 taza de frijoles verdes

3 zanahorias grandes

1 limón grande

1 taza de col rizada fresca, en trozos

1 pepino grande

1 cucharada de miel, cruda

Preparación:

Lavar los frijoles verdes y ponerlos en una olla mediana. Agregar agua hasta cubrir y remojar por 2 horas. Dejar a un lado.

Lavar las zanahorias y cortarlas en rodajas gruesas. Dejar a un lado.

Lavar la col rizada bajo agua fría. Colar y dejar a un lado.

Procesar los frijoles verdes, zanahoria, limón, col rizada y pepino en una juguera.

Transferir a un vaso y añadir la miel. Refrigerar 30 minutos antes de servir.

Información nutricional por porción: Kcal: 239, Proteínas: 9.4g, Carbohidratos: 50g, Grasas: 1.8g

36. Jugo de Brotes de Bruselas y Repollo

Ingredientes:

2 tazas de Brotes de Bruselas, por la mitad

1 taza de repollo verde, en trozos

1 calabacín grande, en trozos

1 taza de apio, en trozos

¼ cucharadita de Sal Himalaya

2 onzas de agua

Preparación:

Lavar los brotes de Bruselas y recortar las hojas externas. Cortarlos por la mitad y dejar a un lado.

Lavar el repollo bajo agua fría. Colar y trozar. Dejar a un lado.

Pelar el calabacín y cortarlo por la mitad. Remover las semillas y trozar. Dejar a un lado.

Lavar el apio y trozarlo. Dejar a un lado.

Combinar los brotes de Bruselas, repollo, calabacín y apio en una juguera, y pulsar. Transferir a un vaso y añadir la sal Himalaya y agua.

Agregar hielo o refrigerar antes de servir.

Información nutricional por porción: Kcal: 115, Proteínas: 11.7g, Carbohidratos: 33.9g, Grasas: 1.8g

37.   Jugo de Calabazas Mixtas

Ingredientes:

1 taza de calabaza amarilla, en trozos

1 taza de zapallo calabaza, en trozos

1 calabacín grande

1 taza de calabaza, en trozos

1 zanahoria grande

¼ cucharadita de Sal Himalaya

2 onzas de agua

Preparación:

Pelar la calabaza amarilla y remover las semillas. Cortar en cubos y reservar el resto para otro jugo, envuelto en film.

Lavar el zapallo calabaza y cortarlo por la mitad. Remover las semillas. Trozar y dejar a un lado. Reservar el resto.

Pelar el calabacín y cortarlo por la mitad. Remover las semillas y trozar. Dejar a un lado.

Pelar la calabaza y cortarla por la mitad. Remover las semillas usando una cuchara. Cortar un gajo grande y pelarlo. Trozar y dejar a un lado. Reservar el resto.

Lavar la zanahoria y cortarla en rodajas gruesas. Dejar a un lado.

Procesar la calabaza amarilla, zapallo calabaza, calabacín, calabaza y zanahoria en una juguera.

Transferir a un vaso y añadir la sal Himalaya y agua. Refrigerar 15 minutos antes de servir.

Información nutricional por porción: Kcal: 163, Proteínas: 8.4g, Carbohidratos: 45.8g, Grasas: 1.8g

38.   Jugo de Moras y Cantalupo

Ingredientes:

2 tazas de moras

1 taza de cantalupo, en cubos

1 naranja grande

1 limón grande

1 manzana Granny Smith pequeña

Preparación:

Poner las moras en un colador y lavar bajo agua fría. Colar y dejar a un lado.

Cortar el cantalupo por la mitad. Remover las semillas y pulpa. Cortar dos gajos y pelarlos. Trozar y dejar a un lado. Reservar el resto en la nevera.

Pelar la naranja y dividirla en gajos. Dejar a un lado.

Pelar el limón y cortarlo por la mitad. Dejar a un lado.

Lavar la manzana y remover el centro. Trozar y dejar a un lado.

Combinar las moras, cantalupo, naranja, limón y manzana en una juguera, y pulsar. Transferir a un vaso y refrigerar

10 minutos antes de servir.

Información nutricional por porción: Kcal: 258, Proteínas: 8.3g, Carbohidratos: 87g, Grasas: 2.4g

39.   Jugo de Durazno y Manzana

Ingredientes:

2 duraznos grandes, en trozos

1 manzana roja mediana, sin centro

1 naranja grande

1 nudo de jengibre, de 1 pulgada

2 onzas de agua

Preparación:

Lavar los duraznos y cortarlos por la mitad. Remover los carozos y trozar. Dejar a un lado.

Lavar la manzana y remover el centro. Trozar y dejar a un lado.

Pelar la naranja y dividirla en gajos. Dejar a un lado.

Pelar el nudo de jengibre y dejar a un lado.

Procesar los duraznos, manzana, naranja y jengibre en una juguera. Transferir a un vaso y añadir el agua.

Agregar hielo o refrigerar antes de servir.

Información nutricional por porción: Kcal: 294, Proteínas: 5.6g, Carbohidratos: 85.8g, Grasas: 1.5g

40.   Jugo de Zanahoria y Sandía

Ingredientes:

3 zanahorias grandes

1 manzana verde grande, sin centro

1 naranja grande

1 taza de sandía, en cubos

1 taza de uvas verdes

1 nudo de jengibre pequeño, 1 pulgada

Preparación:

Lavar las zanahorias y cortarlas en rodajas gruesas. Dejar a un lado.

Lavar la manzana y remover el centro. Trozar y dejar a un lado.

Pelar la naranja y dividirla en gajos. Dejar a un lado.

Cortar la sandía por la mitad. Para 1 taza, necesitará un gajo grande. Pelar y trozar. Remover las semillas y dejar a un lado. Reservar el resto en la nevera.

Lavar las uvas bajo agua fría. Colar y dejar a un lado.

Pelar el nudo de jengibre y dejar a un lado.

Combinar las zanahorias, manzana, naranja, sandía y jengibre en una juguera, y pulsar.

Transferir a un vaso y añadir hielo antes de servir.

Información nutricional por porción: Kcal: 335, Proteínas: 6.2g, Carbohidratos: 98g, Grasas: 1.7g

41.   Jugo de Brócoli y Rúcula

Ingredientes:

1 taza de brócoli

1 taza de rúcula, en trozos

2 puerros grandes, en trozos

1 taza de verdes de remolacha, en trozos

1 taza de verdes de ensalada, en trozos

1 pepino grande

1 lima grande

Un puñado de espinaca, en trozos

Preparación:

Combinar la rúcula, verdes de remolacha, verdes de ensalada y espinaca en un colador. Lavar bajo agua fría y trozar con las manos.

Lavar el brócoli y trozarlo. Dejar a un lado.

Lavar los puerros y trozarlos. Dejar a un lado.

Lavar el pepino y cortarlo en rodajas gruesas. Dejar a un lado.

Pelar la lima y cortarla por la mitad. Dejar a un lado.

Procesar la rúcula, verdes de remolacha, verdes de ensalada, espinaca, puerros, brócoli, pepino y lima en una juguera. Transferir a un vaso y refrigerar 30 minutos antes de servir.

Información nutricional por porción: Kcal: 194, Proteínas: 13.1g, Carbohidratos: 55.7g, Grasas: 1.8g

42.   Jugo de Arándanos Agrios y Mango

Ingredientes:

1 taza de arándanos agrios

1 taza de trozos de mango

1 manzana verde mediana, sin centro

1 gajo de melón dulce grande, en trozos

1 taza de menta fresca

½ taza de agua caliente

Preparación:

Poner los arándanos agrios en un colar y lavarlos bajo agua fría. Colar y dejar a un lado.

Pelar el mango y trozarlo. Dejar a un lado.

Lavar la manzana y remover el centro. Trozar y dejar a un lado.

Cortar el melón por la mitad. Remover las semillas. Cortar un gajo grande y pelarlo. Trozar y poner en un tazón. Reservar el resto en la nevera.

Combinar la menta y agua caliente y dejar reposar por 15 minutos.

Procesar el mango, manzana, melón y menta en una juguera. Transferir a un vaso y añadir agua de la menta remojada. Refrigerar 30 minutos antes de servir.

Información nutricional por porción: Kcal: 261, Proteínas: 4.3g, Carbohidratos: 79.1g, Grasas: 1.5g

43.   Jugo de Apio y Palta

Ingredientes:

3 tazas de apio, en trozos

1 taza de trozos de palta

1 taza de cantalupo, en trozos

1 taza de albahaca fresca, en trozos

1 taza de pepino, en rodajas

2 onzas de agua

Preparación:

Lavar el apio y trozarlo. Dejar a un lado.

Pelar la palta y cortarla por la mitad. Remover el carozo y trozar. Rellenar un vaso medidor y refrigerar el resto.

Cortar el cantalupo por la mitad. Remover las semillas y pulpa. Cortar dos gajos y pelarlos. Trozar y dejar a un lado. Reservar el resto en la nevera.

Lavar la albahaca bajo agua fría. Colar y trozar con las manos. Dejar a un lado.

Lavar el pepino y cortarlo en rodajas gruesas. Dejar a un lado.

Procesar el apio, palta, cantalupo, albahaca y pepino en una juguera. Transferir a un vaso y refrigerar 15 minutos antes de servir.

Información nutricional por porción: Kcal: 288, Proteínas: 7.5g, Carbohidratos: 37.1g, Grasas: 23g

44.   Jugo de Pomelo y Frambuesa

Ingredientes:

1 pomelo grande

1 taza de frambuesas

1 limón grande

1 lima grande

1 manzana amarilla mediana, sin centro

4 onzas de agua de coco

Preparación:

Pelar el pomelo y dividirlo en gajos. Dejar a un lado.

Poner las frambuesas en un colador y lavarlas bajo agua fría. Colar y dejar a un lado.

Pelar el limón y lima. Cortarlos por la mitad y dejar a un lado.

Lavar la manzana y remover el centro. Trozar y dejar a un lado.

Combinar el pomelo, frambuesas, limón, lima y manzana en una juguera, y pulsar. Transferir a un vaso y añadir el agua de coco.

Agregar hielo y servir inmediatamente.

Nota:

El limón y lima contienen una alta cantidad de citrato, asique añada más agua de lo normal.

Información nutricional por porción: Kcal: 240, Proteínas: 4.6g, Carbohidratos: 76g, Grasas: 1.6g

45.   Jugo Dulce de Alcachofa

Ingredientes:

1 alcachofa grande

1 manzana verde grande, sin centro

1 taza de verdes de mostaza, en trozos

1 gajo de melón dulce grande

1 taza de berro, en trozos

2 onzas de agua

¼ cucharadita de néctar de agave

Preparación:

Recortar las hojas externas de la alcachofa. Trozar y dejar a un lado.

Lavar la manzana y remover el centro. Trozar y dejar a un lado.

Cortar el melón por la mitad. Remover las semillas. Cortar un gajo grande y pelarlo. Trozar y poner en un tazón. Reservar el resto en la nevera.

Combinar el berro y verdes de mostaza en un colador, y lavar bajo agua fría. Colar y dejar a un lado.

Procesar la alcachofa, manzana, melón, berro y verdes de mostaza en una juguera. Transferir a un vaso y añadir el agua y néctar de agave.

Agregar hielo y servir inmediatamente.

Información nutricional por porción: Kcal: 261, Proteínas: 9.4g, Carbohidratos: 79.6g, Grasas: 1.1g

46.   Jugo de Guayaba y Melón

Ingredientes:

1 guayaba grande

1 taza de sandía

1 naranja grande

1 kiwi grande

1 manzana verde grande, sin centro

3 onzas de agua de coco

Preparación:

Lavar la guayaba y trozarla.

Cortar la sandía por la mitad. Para una taza necesitará un gajo grande. Pelarlo y trozarlo. Remover las semillas y dejar a un lado. Reservar el resto.

Pelar la naranja y dividirla en gajos. Dejar a un lado.

Pelar el kiwi y cortarlo por la mitad. Dejar a un lado.

Lavar la manzana y remover el centro. Trozar y dejar a un lado.

Combinar la guayaba, sandía, naranja, kiwi y manzana en una juguera, y pulsar. Transferir a un vaso y añadir el agua de coco.

Agregar hielo o refrigerar antes de servir.}

Información nutricional por porción: Kcal: 264, Proteínas: 5.6g, Carbohidratos: 73.8g, Grasas: 1.6g

47. Jugo de Cereza y Arándanos

Ingredientes:

1 taza de cerezas, sin carozo

1 manzana verde grande, sin centro

1 taza de arándanos

1 naranja mediana

3 onzas de agua de coco

1 cucharada de néctar de agave

Preparación:

Combinar las cerezas y arándanos en un colador. Lavar bajo agua fría, colar y dejar a un lado.

Lavar la manzana y remover el centro. Trozar y dejar a un lado.

Pelar la naranja y dividirla en gajos. Dejar a un lado.

Combinar las cerezas, arándanos, manzana y naranja en una juguera, y pulsar. Transferir a un vaso y añadir el agua de coco.

Agregar hielo y servir inmediatamente.

Información nutricional por porción: Kcal: 375, Proteínas: 4.8g, Carbohidratos: 91.5g, Grasas: 1.3g

48.   Jugo de Hinojo y Romero

Ingredientes:

1 hinojo grande

1 manzana Granny Smith grande

1 pepino grande

1 rama de romero

¼ cucharadita de Sal Himalaya

2 onzas de agua

Preparación:

Lavar el bulbo de hinojo y recortar las capas marchitas. Trozar y dejar a un lado.

Lavar la manzana y remover el centro. Trozar y dejar a un lado.

Lavar el pepino y trozarlo. Dejar a un lado.

Procesar el hinojo, manzana y pepino en una juguera. Transferir a un vaso y añadir la sal Himalaya y agua. Rociar con romero y refrigerar 30 minutos antes de servir.

Información nutricional por porción: Kcal: 179, Proteínas: 5.7g, Carbohidratos: 56g, Grasas: 1.2g

49. Jugo de Frutilla y Naranja

Ingredientes:

1 taza de frutillas

1 naranja grande

1 taza de cantalupo

1 zanahoria grande

2 onzas de agua

Preparación:

Lavar las frutillas bajo agua fría. Colar y cortarlas por la mitad. Dejar a un lado.

Pelar la naranja y dividirla en gajos. Dejar a un lado.

Cortar el cantalupo por la mitad. Remover las semillas. Cortar dos gajos y pelarlos. Trozar y dejar a un lado. Reservar el resto en la nevera.

Lavar la zanahoria y cortarla en rodajas gruesas. Dejar a un lado.

Combinar las frutillas, naranja, cantalupo y zanahoria en una juguera, y pulsar.

Transferir a un vaso y añadir el agua. Agregar hielo y servir inmediatamente.

Información nutricional por porción: Kcal: 177, Proteínas: 4.9g, Carbohidratos: 55g, Grasas: 1.2g

50.   Jugo de Naranja y Coliflor

Ingredientes:

1 taza de coliflor, en trozos

1 naranja grande

1 zanahoria grande

1 pimiento rojo grande

1 taza de col rizada fresca, en trozos

¼ cucharadita de Sal Himalaya

3 onzas de agua

Preparación:

Recortar las hojas externas de la coliflor. Lavar y trozar. Rellenar un vaso medidor. Reservar el resto en la nevera.

Pelar la naranja y dividirla en gajos. Dejar a un lado.

Lavar la zanahoria y cortarla en rodajas gruesas. Dejar a un lado.

Lavar el pimiento y cortarlo por la mitad. Remover las semillas y trozar. Dejar a un lado.

Lavar la col rizada y romper con las manos. Dejar a un lado.

Procesar la coliflor, naranja, zanahoria, pimiento rojo y col rizada en una juguera. Transferir a un vaso y añadir el agua y sal.

Refrigerar 10 minutos antes de servir.

Información nutricional por porción: Kcal: 169, Proteínas: 8.9g, Carbohidratos: 49.6g, Grasas: 1.8g

51. Jugo de Ciruela y Tomate

Ingredientes:

5 tomates ciruela, por la mitad

1 taza de berro, en trozos

1 taza de albahaca, en trozos

1 pimiento verde grande

1 pepino grande

Un puñado de espinaca

Preparación:

Lavar los tomates ciruela y ponerlos en un tazón. Cortarlos por la mitad y reservar el jugo. Dejar a un lado.

Combinar el berro, albahaca y espinaca en un colador. Lavar bajo agua fría. Colar y trozar con las manos. Dejar a un lado.

Lavar el pimiento verde y cortarlo por la mitad. Remover las semillas y trozar. Dejar a un lado.

Lavar el pepino y cortarlo en rodajas gruesas. Dejar a un lado.

Procesar los tomates ciruela, berro, albahaca, espinaca, pimiento verde y pepino en una juguera. Transferir a un vaso y añadir la sal y agua.

Agregar hielo y servir.

Información nutricional por porción: Kcal: 112, Proteínas: 8.5g, Carbohidratos: 32.7g, Grasas: 1.5g

52.   Jugo de Calabacín y Remolacha

Ingredientes:

1 calabacín grande

1 taza de remolachas, recortadas

1 manzana verde grande

1 rábano grande, recortado

1 tallo de apio grande, en trozos

2 onzas de agua

Preparación:

Pelar el calabacín y cortarlo por la mitad. Remover las semillas y trozar. Dejar a un lado.

Lavar las remolachas y rábano. Recortar las partes verdes y trozar. Dejar a un lado.

Lavar la manzana y remover el centro. Trozar y dejar a un lado.

Lavar el apio y trozarlo. Dejar a un lado.

Combinar el calabacín, remolachas, manzana, rábano y apio en una juguera, y pulsar. Transferir a un vaso y añadir el agua.

Agregar hielo antes de servir.

Información nutricional por porción: Kcal: 170, Proteínas: 7.3g, Carbohidratos: 47.9g, Grasas: 1.7g

53. Jugo de Canela y Calabaza

Ingredientes:

1 taza de trozos de calabaza

1 manzana amarilla grande, sin centro

1 zanahoria grande

1 naranja grande

¼ cucharadita de canela, molida

3 onzas de agua

Preparación:

Pelar la calabaza y cortarla por la mitad. Remover las semillas usando una cuchara. Cortar un gajo grande y pelarlo. Trozar y dejar a un lado. Reservar el resto.

Lavar la zanahoria y cortarla en rodajas gruesas. Dejar a un lado.

Lavar la manzana y remover el centro. Trozar y dejar a un lado.

Pelar la naranja y dividirla en gajos. Dejar a un lado.

Procesar la calabaza, manzana, zanahoria y naranja en una juguera. Transferir a un vaso y añadir la canela y agua.

Agregar hielo y servir inmediatamente.

Información nutricional por porción: Kcal: 220, Proteínas: 4.1g, Carbohidratos: 65.3g, Grasas: 0.8g

54.   Jugo de Brotes de Bruselas y Calabaza

Ingredientes:

1 taza de Brotes de Bruselas

1 taza de zapallo calabaza

1 pepino grande

2 kiwis grandes

1 lima grande

3 onzas agua

1 cucharada de miel

Preparación:

Lavar los brotes de Bruselas y recortar las capas externas. Cortarlos por la mitad y dejar a un lado.

Lavar el zapallo calabaza y cortarlo por la mitad. Remover las semillas. Trozar y rellenar un vaso medidor. Reservar el resto.

Lavar el pepino y cortarlo en rodajas gruesas. Dejar a un lado.

Pelar los kiwis y lima. Cortarlos por la mitad y dejar a un lado.

Combinar los brotes de Bruselas, zapallo calabaza, pepino, kiwis y lima en una juguera, y pulsar.

Transferir a un vaso y añadir el agua y miel. Agregar hielo o refrigerar 15 minutos antes de servir.

Información nutricional por porción: Kcal: 221, Proteínas: 7.8g, Carbohidratos: 64.6g, Grasas: 1.7g

55.   Jugo de Jengibre y Alcachofa}

Ingredientes:

1 alcachofa grande

1 pomelo grande

1 gajo de melón dulce grande

2 zanahorias grandes

1 nudo de jengibre pequeño, 1 pulgada

2 onzas de agua

Preparación:

Recortar las capas marchitas de la alcachofa. Trozar y dejar a un lado.

Pelar el pomelo y dividirlo en gajos. Dejar a un lado.

Cortar el melón dulce por la mitad. Remover las semillas. Cortar un gajo grande y pelarlo. Trozar y poner en un tazón. Refrigerar el resto en la nevera.

Lavar las zanahorias y cortarlas en rodajas gruesas. Dejar a un lado.

Pelar el nudo de jengibre y dejar a un lado.

Procesar la alcachofa, pomelo, melón, zanahorias y jengibre en una juguera.

Transferir a un vaso y añadir el agua. Agregar hielo y servir inmediatamente.

Información nutricional por porción: Kcal: 230, Proteínas: 9.5g, Carbohidratos: 72.6g, Grasas: 1.1g

OTROS TITULOS DE ESTE AUTOR

70 Recetas De Comidas Efectivas Para Prevenir Y Resolver Sus Problemas De Sobrepeso: Queme Calorías Rápido Usando Dietas Apropiadas y Nutrición Inteligente

Por

Joe Correa CSN

48 Recetas De Comidas Para Eliminar El Acné: ¡El Camino Rápido y Natural Para Reparar Sus Problemas de Acné En 10 Días O Menos!

Por

Joe Correa CSN

41 Recetas De Comidas Para Prevenir el Alzheimer: ¡Reduzca El Riesgo de Contraer La Enfermedad de Alzheimer De Forma Natural!

Por

Joe Correa CSN

70 Recetas De Comidas Efectivas Para El Cáncer De Mama: Prevenga Y Combata El Cáncer De Mama Con una Nutrición Inteligente y Alimentos Poderosos

Por

Joe Correa CSN

www.ingramcontent.com/pod-product-compliance
Lightning Source LLC
Chambersburg PA
CBHW030244030426
42336CB00009B/254